FICHAS DE AUTOEVALUACIÓN

Tomo 2. Órganos internos

PROMETHEUS

Atlas de Anatomía

7.ª edición

Michael Schünke
Erik Schulte
Udo Schumacher

Ilustrado por

Markus Voll
Karl Wesker

Editado por

Anne M. Gilroy

EDITORIAL MEDICA panamericana

Buenos Aires - Bogotá - Madrid - México
www.medicapanamericana.com

Título del original en alemán
Prometheus LernKaten der Anatomie, 7/e by Michael Schünke, Erik Schulte, Udo Schumacher, with illustrationes by Markus Voll and Karl H. Wesker

Traducción de Editorial Médica Panamericana
efectuada por Àlex Merí Vived
Profesor asociado de Anatomía Humana. Facultad de Ciencias de la Salud y de la Vida. Universidad Pompeu Fabra.
Profesor asociado de Anatomía y Embriología Humana. Facultad de Medicina; Campus Clínic. Universidad Barcelona.

1.ª edición, 2011
7.ª edición, junio 2022

EDITORIAL MEDICA panamericana

Visite nuestra página web:
http://www.medicapanamericana.com

ARGENTINA
Marcelo T. de Alvear 2.145 (C 1122 AAG)
Ciudad Autónoma de Buenos Aires, Argentina
Tel.: (54-11) 4821-2066 / Fax: (54-11) 4821-1214
e-mail: info@medicapanamericana.com

COLOMBIA
Carrera 7a A Nº 69-19 - Bogotá DC- Colombia
Tel.: (57-1) 235-4068 / Fax: (57-1) 345-0019
e-mail: infomp@medicapanamericana.com.co

ESPAÑA
Sauceda, 10, 5ª planta - 28050 Madrid, España
Tel.: (34-91) 131-78-00 / Fax: (34-91) 457-09-19
e-mail: info@medicapanamericana.es

MÉXICO
Av. Miguel de Cervantes Saavedra, n.º 233, piso 8, oficina 801
Col. Granada, Delegación Miguel Hidalgo
CP 11520 - Ciudad de México, México
Tel.: (52-55) 5262-9470/5203-0176 / Fax: (52-55) 2624-2827
e-mail: infomp@medicapanamericana.com.mx

ISBN: 978-84-1106-038-7 (Versión impresa tomo 2)
ISBN: 978-84-9110-651-7 (Obra completa)

Sauceda, 10, 5ª planta - 28050 Madrid, España
Depósito legal: M-12307-2022
Impreso en España

Índice

Tórax

Esqueleto del tórax

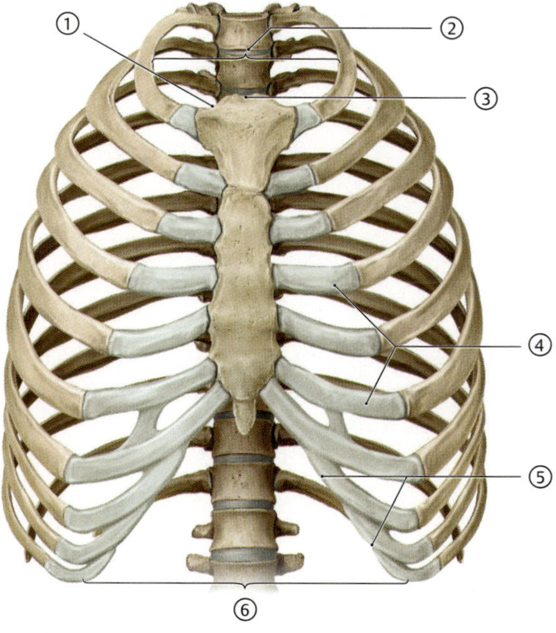

¿Qué costillas se consideran costillas «verdaderas» y están conectadas al esternón a través de su cartílago costal?

Esqueleto del tórax

Vista ventral

① Escotadura clavicular

② Abertura torácica superior

③ Escotadura yugular

④ Carílagos costales

⑤ Arco costal

⑥ Abertura torácica inferior

Las costillas I-VII están conectadas directamente al esternón a través de su cartílago costal; las costillas VIII-X solo están conectadas indirectamente al esternón y se denominan costillas «falsas»; las costillas XI - XII no están conectadas al esternón: las llamadas costillas «flotantes».

Vista general del diafragma I

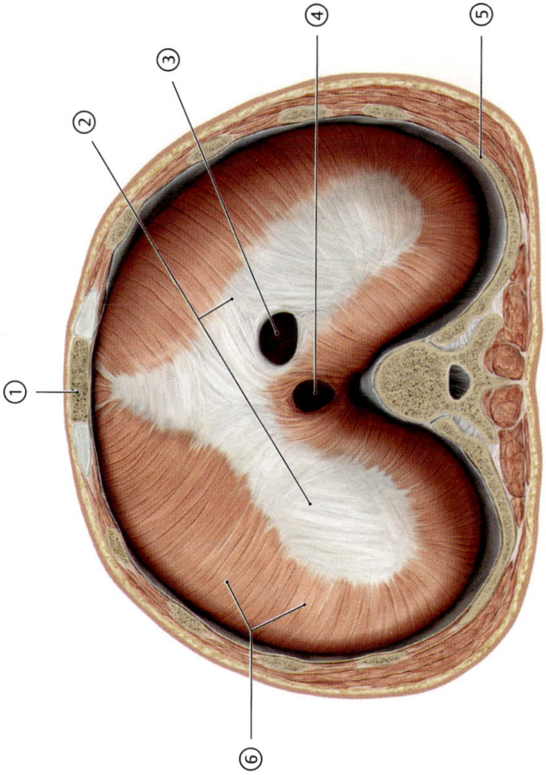

Vista general del diafragma I

Vista craneal

① Esternón

② Centro tendinoso

③ Foramen de la vena cava

④ Hiato esofágico

⑤ Costilla

⑥ Diafragma, porción costal

El diafragma es el principal músculo respiratorio y separa la cavidad torácica de la abdominal. Aunque se origina en el borde inferior óseo del tórax y en los cuerpos vertebrales de la columna lumbar, su centro tendinoso sobresale hasta el nivel de la 8ª vértebra torácica.

Vista general del diafragma II

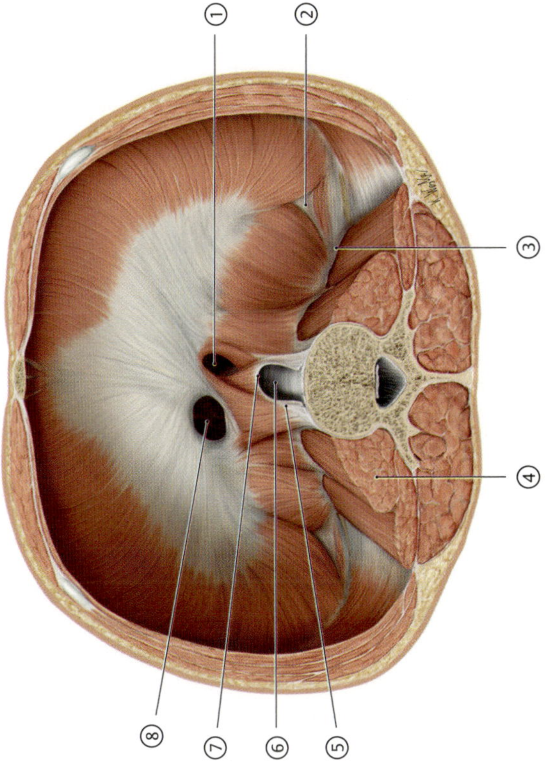

Vista general del diafragma II

Vista caudal

① Hiato esofágico

② Triángulo lumbocostal (de Bochdalek)

③ Lig. arqueado lateral

④ M. psoas mayor

⑤ Pilar derecho

⑥ Hiato aórtico

⑦ Lig. arqueado medio

⑧ Foramen de la vena cava

El diafragma cierra la abertura torácica inferior. Sin embargo, tiene aberturas para estructuras que se extienden desde el tórax hasta el abdomen y viceversa (v. ficha pág. 9). Clínicamente, estas aberturas pueden ser importantes si se expanden y, por lo tanto, permiten el paso de los órganos abdominales hacia la cavidad torácica. El hiato esofágico es el más comúnmente afectado (p. ej., Hernia de hiato).

Resumen del diafragma

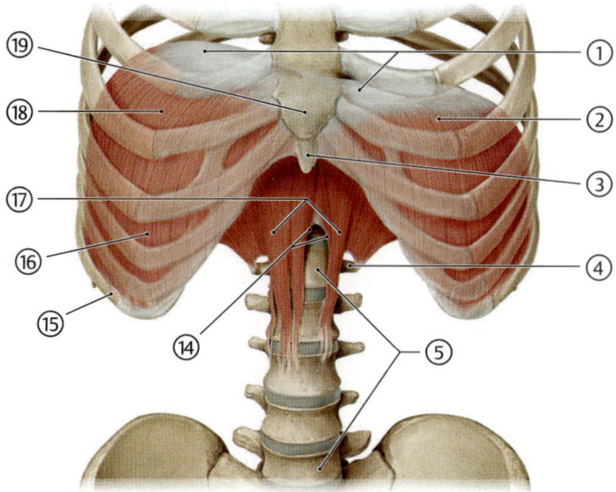

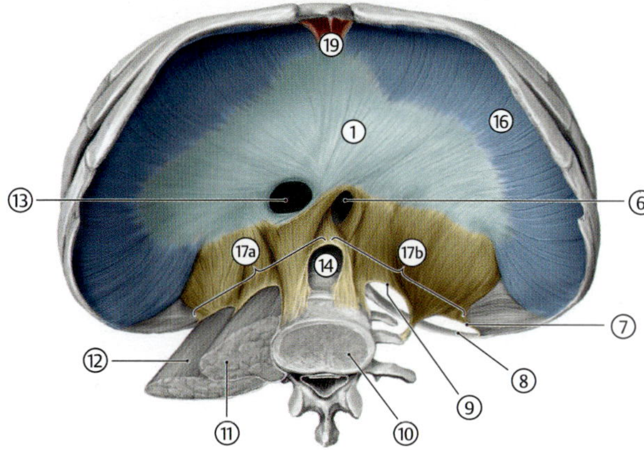

Diafragma

① Centro tendinoso
② Cúpula diafragmática izquierda
③ Apóf. xifoides
④ Apóf. costal de la 1ª vértebra lumbar
⑤ Vértebras lumbares 1ª-5ª
⑥ Hiato esofágico
⑦ Arco del cuadrado lumbar
⑧ 12ª costilla
⑨ Arco del psoas
⑩ 3ª vértebra lumbar
⑪ M. psoas mayor
⑫ M. cuadrado lumbar
⑬ Foramen de la vena cava
⑭ Hiato aórtico
⑮ 10ª costilla
⑯ ***Diafragma, porción costal***
⑰ Diafragma, porción lumbar (17a Pilar derecho; 17b Pilar izquierdo)
⑱ Cúpula diafragmática derecha
⑲ Diafragma, porción esternal

Músculo	Origen	Inserción	Función	Inervación
Diafragma, Porción costal	• Borde inferior del arco costal (superficie interna de las costillas 7ª-12ª)	• Centro tendinoso	• Músculo inspiratorio más importante (respiración diafragmática o abdominal) • Participa en la prensa abdominal	• N. frénico del Plexo cervical (C3-5)
Diafagma, Porción lumbar (Pilares derecho e izquierdo), **porción medial**	• 1ª-3ª vértebras lumbares • 2º-3r discos intervertebrales, Lig. longitudinal anterior			
Diafragma, porción lumbar (Pilares derecho e izquierdo), **porción lateral**	• Arco tendinoso del arco del psoas (Lig. arqueado medial), desde a la 2ª vértebra lumbar la apóf. costal asociada • Arco tendinoso del arco del cuadrado lumbar (Lig. arqueado lateral), desde la apóf. costal de la 2ª vértebra lumbar hasta la punta de la 12ª costilla			
Diafragma, Porción esternal	• Apóf. xifoides del esternón, cara posterior			

Orificios del diafragma

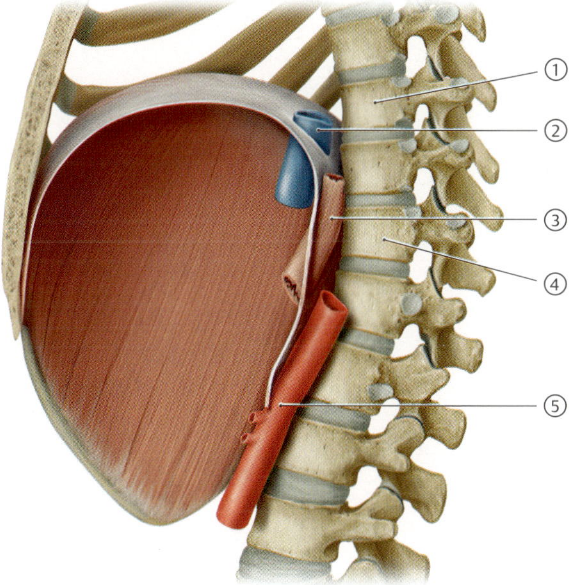

Orificios del diafragma

Vista lateral izquierda

① T VIII

② V. cava inferior

③ Esófago

④ T X

⑤ Aorta, porción descendente

Arterias de la pared torácica

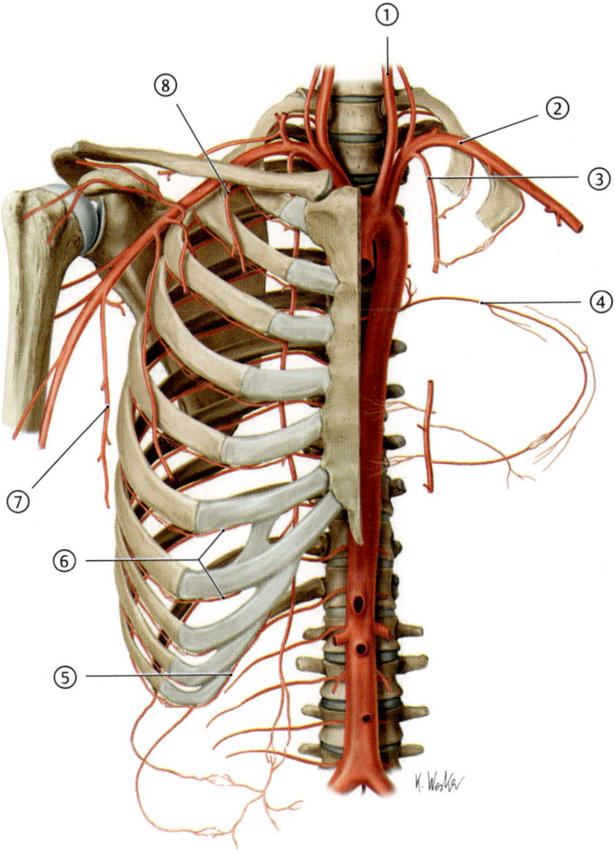

Arterias de la pared torácica

Vista ventral

① A. carótida común

② A. subclavia

③ A. torácica interna

④ A. intercostal posterior

⑤ A. musculofrénica

⑥ Rr. intercostales anteriores

⑦ A. toracodorsal

⑧ A. torácica superior

Las Aa. intercostales posteriores se anastomosan con las Rr. intercostales anteriores para irrigar la pared del tronco. Con la excepción de las Aa. intercostales posteriores I y II, que surgen de la A. intercostal suprema (una rama del Tronco costocervical), todas las Aa. intercostales posteriores son ramas de la aorta torácica.

Venas de la pared torácica

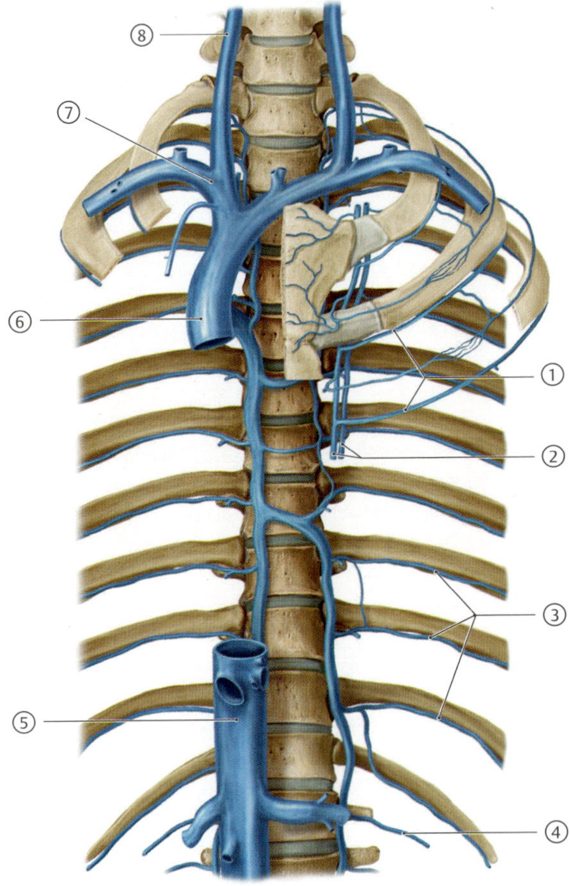

Venas de la pared torácica

Vista ventral

① Vv. intercostales anteriores

② Vv. torácicas internas

③ Vv. intercostales posteriores

④ V. lumbar

⑤ V. cava inferior

⑥ V. cava superior

⑦ V. braquiocefálica derecha

⑧ V. yugular interna

Las venas intercostales drenan principalmente hacia el sistema ácigos, pero también hacia la vena torácica interna. En última instancia, la sangre regresa al corazón a través de la vena cava superior. En general, las venas intercostales discurren de manera análoga a las arterias intercostales, pero las venas intercostales forman un plexo venoso externo alrededor de la columna que se extiende a lo largo de toda la columna.

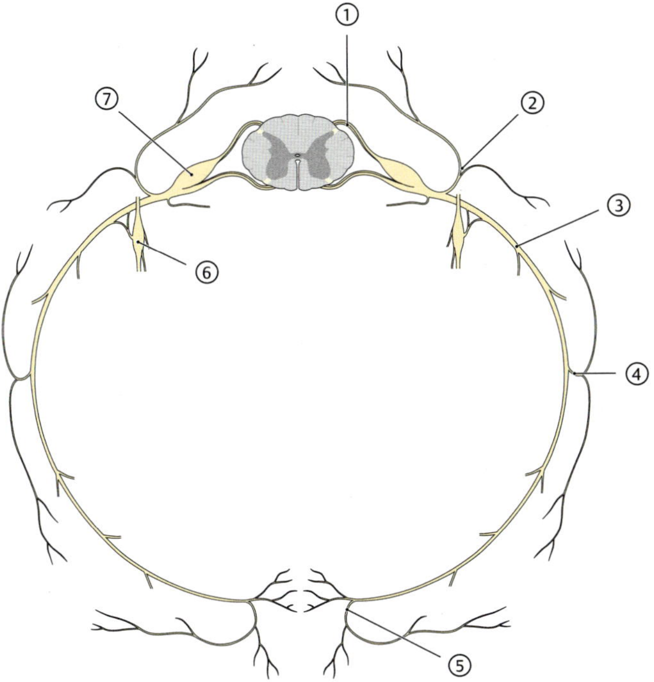
①
②
③
④
⑤
⑥
⑦

Ramos de un nervio espinal.

Vista craneal

① Raíz posterior

② R. dorsal

③ R. ventral, N. intercostal

④ R. cutáneo lateral

⑤ R. cutáneo ventral

⑥ Ganglio del tronco simpático

⑦ Ganglio espinal

Una vez que las raíces espinales dorsales (sensitivas) y ventrales (motoras) se han unido, el nervio espinal de 1 cm de longitud máxima atraviesa el foramen intervertebral y sale del conducto vertebral. Su ramo dorsal inerva la piel de la espalda y los músculos autóctonos de la espalda; su ramo ventral forma los nervios intercostales.

Trayecto de los nervios intercostales

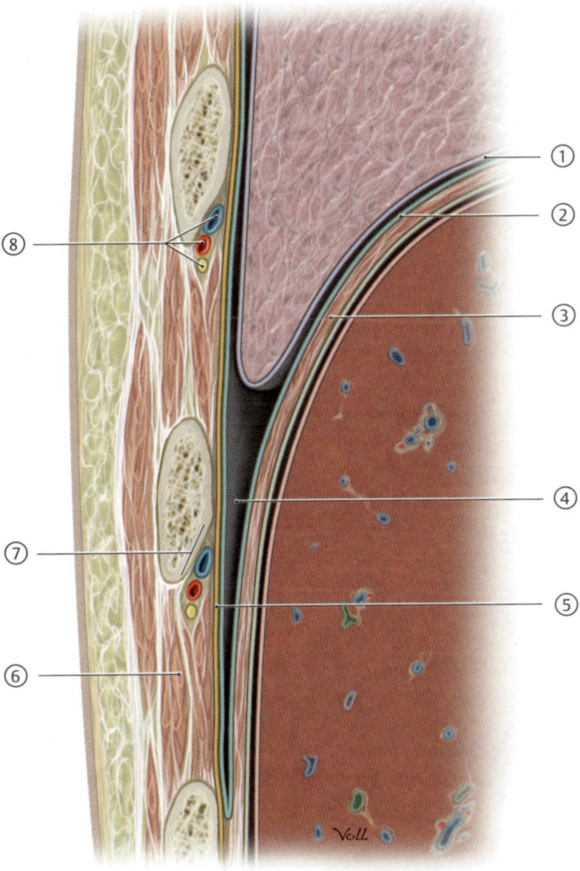

Sección frontal.
Vista ventral

① Pleura visceral

② Pleura parietal, Porción diafragmática

③ Diafragma

④ Receso costodiafragmático

⑤ Fascia endotorácica

⑥ M. intercostal externo

⑦ Surco de la costilla

⑧ V., A. y N. intercostales

El aumento de la acumulación de líquido en el espacio pleural (p. ej., derrame pleural debido a un carcinoma bronquial) puede requerir drenaje torácico. Cuando el paciente está sentado, el punto de punción óptimo está a nivel del 7°-8° espacio intercostal, a lo largo de la línea axilar posterior. Para proteger la A., V. y N. intercostales, el drenaje siempre debe colocarse sobre el borde superior de la costilla.

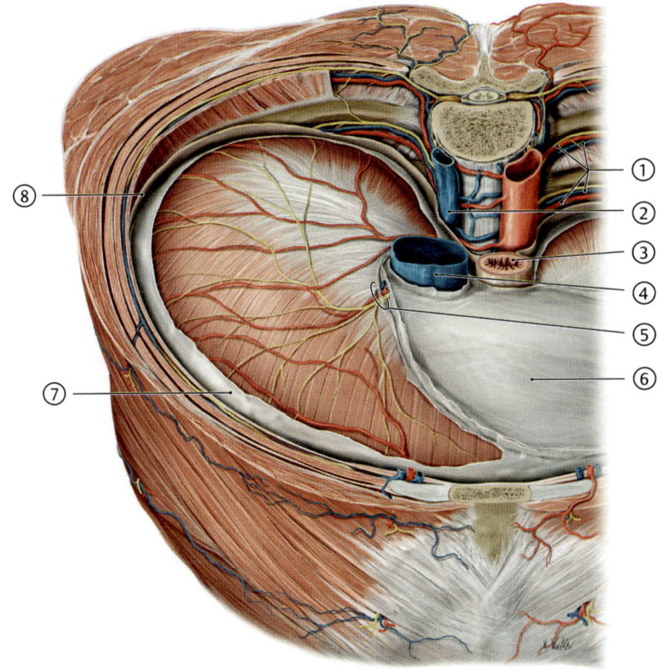

¿De qué niveles vertebrales proceden los nervios que inervan el diafragma?

Sección transversal. Vista craneal-ventral.

① Aa. y Vv. intercostales posteriores

② V. ácigos

③ Esófago

④ V. cava inferior

⑤ N. frénico, A. y V. pericardiofrénicas

⑥ Pericardio

⑦ Pleura parietal, Porción costal

⑧ Fascia endotorácica

! El N. frénico procede de los Rr. ventrales de C3-5.

Estructura del mediastino

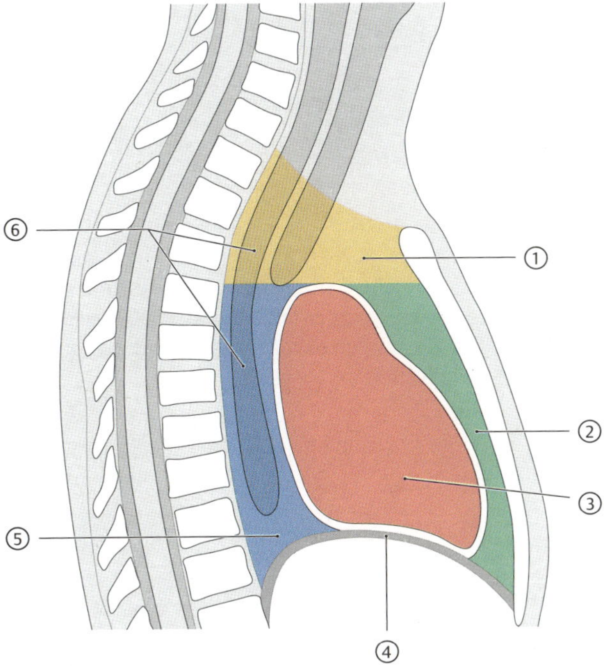

Vista derecha

① Mediastino superior

② Mediastino anterior

③ Mediastino medio

④ Diafragma

⑤ Mediastino posterior

⑥ Esófago, Porción torácica

El espacio entre las dos cavidades pleurales se llama mediastino. Se puede dividir en dos áreas: mediastino superior e inferior. El mediastino inferior se divide, a su vez, en mediastino anterior, medio y posterior.

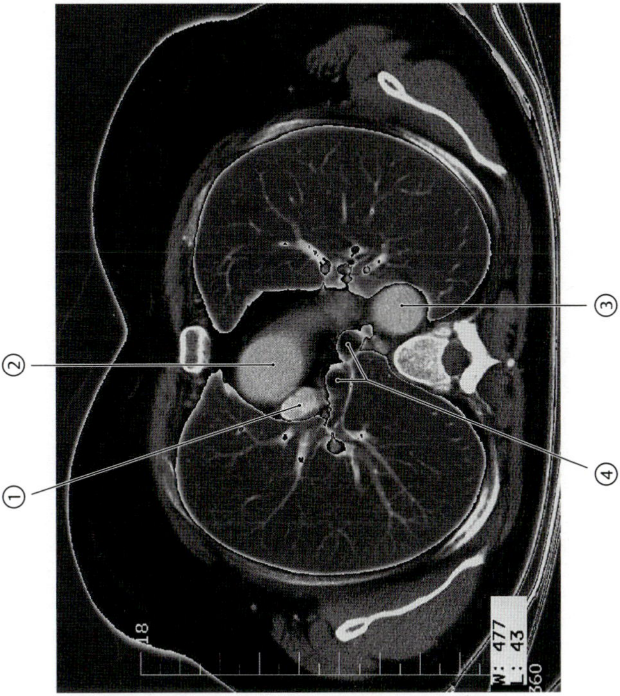
①
②
③
④
W: 477
L: 43

Sección horizontal. Vista caudal. (Möller T, Reif E. Thorax. In: Möller T, Reif E, Hrgs. Atlas der Schnittbild-anatomie, Band II: Thorax, Herz, Abdomen und Becken-CT und MRT. Stuttgart: Thieme; 2018).

① V. cava superior

② Aorta ascendente

③ Aorta descendente

④ Bronquios principales derecho e izquierdo

Cuando la pared interna del vaso (íntima) de la aorta se rompe, la sangre entra entre las capas individuales de la pared aórtica, separándolas entre sí. Esto conduce a una «luz falsa» con el riesgo de una rotura aórtica potencialmente mortal. La disección aórtica aguda suele localizarse en la aorta ascendente y suele requerir tratamiento quirúrgico. La disección aórtica a la salida de una arteria coronaria puede provocar un infarto de miocardio. Las disecciones aórticas más distales también se pueden tratar de forma conservadora, siempre que no haya complicaciones. De lo contrario, se coloca una endoprótesis vascular (stent) en su extremo.

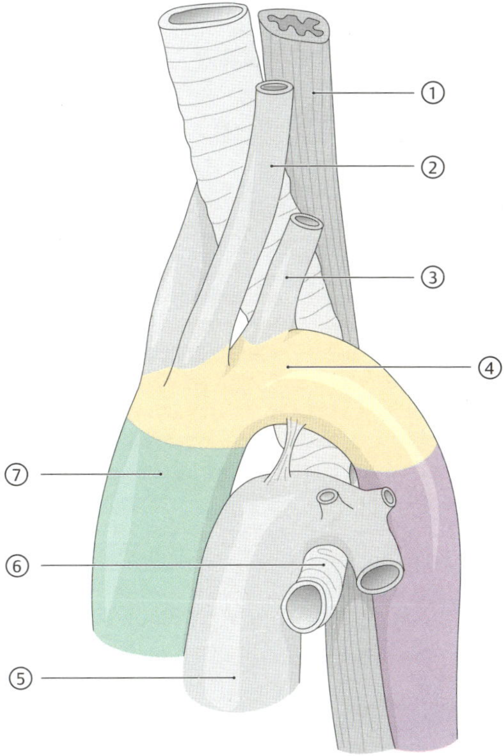
①
②
③
④
⑦
⑥
⑤

Aorta torácica

Vista izquierda

① Esófago

② A. carótida común izquierda

③ A. subclavia izquierda

④ Arco aórtico

⑤ Tronco pulmonar

⑥ Bronquio principal izquierdo

⑦ Aorta ascendente

El arco aórtico tiene tres ramas principales: el tronco braquiocefálico, la arteria carótida común izquierda y la arteria subclavia izquierda. Después del arco aórtico, la aorta comienza a «descender». A nivel del ángulo del esternón se convierte en la aorta torácica y después de pasar por el diafragma en el hiato aórtico se convierte en la aorta abdominal.

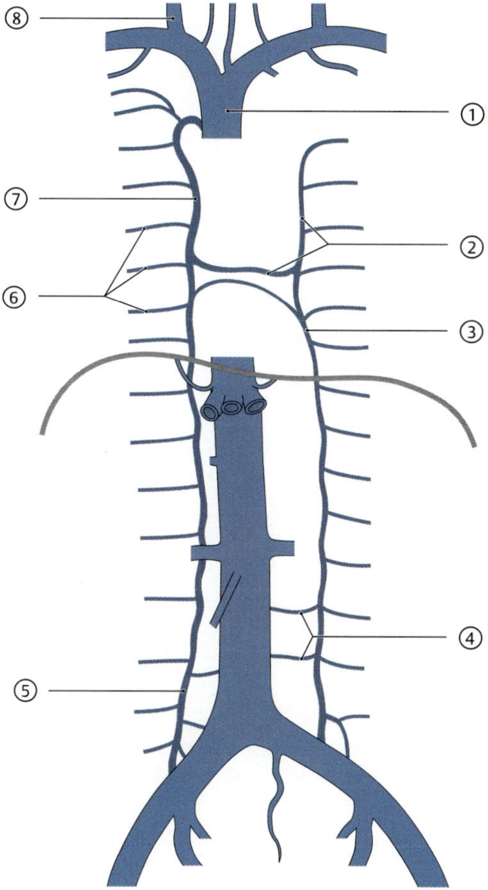

⑧
①
⑦
②
⑥
③
④
⑤

Vista ventral

① V. cava superior

② V. hemiácigos accesoria

③ V. hemiácigos

④ Vv. lumbares

⑤ V. lumbar ascendente derecha

⑥ Vv. intercostales posteriores

⑦ V. ácigos

⑧ V. yugular interna derecha

El sistema ácigos crea un cortocircuito venoso (anastomosis) entre la vena cava superior, que drena la sangre venosa de la cabeza, el cuello y el miembro superior, y la vena cava inferior, que drena el abdomen y el miembro inferior.

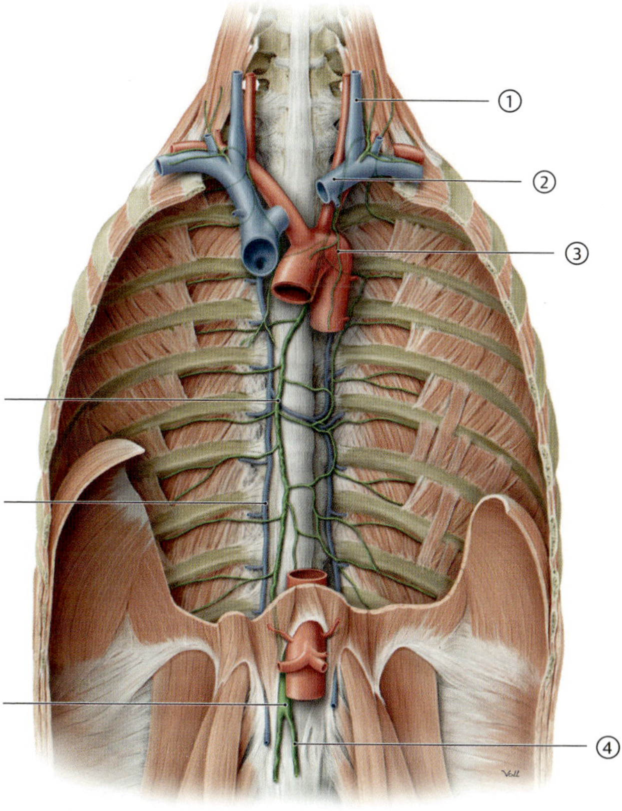

¿Qué regiones del cuerpo drena el conducto torácico?

Vasos linfáticos de la cavidad torácica

Vista ventral

① V. yugular interna

② V. braquiocefálica izquierda

③ Tronco broncomediastínico

④ Tronco lumbar izquierdo

⑤ Cisterna del quilo

⑥ V. ácigos

⑦ Conducto torácico

! El vaso linfático más importante del cuerpo es el conducto torácico. Comienza en el abdomen con la cisterna del quilo y drena todas las áreas debajo del diafragma, así como la mitad izquierda de la cabeza, el cuello y el tórax (con la excepción del lóbulo inferior del pulmón izquierdo) y el miembro superior. Todas las demás áreas del cuerpo drenan hacia el conducto linfático derecho.

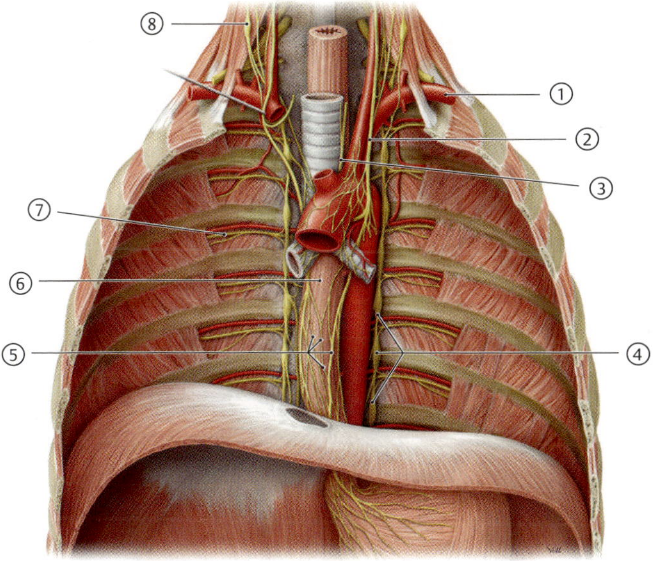
①
②
③
④
⑤
⑥
⑦
⑧

Vista ventral

① A. subclavia izquierda

② N. vago izquierdo

③ N. laríngeo recurrente

④ Tronco simpático

⑤ Tronco vagal anterior (con plexo exofágico)

⑥ Esófago, Porción torácica

⑦ N. intercostal

⑧ Tronco simpático, Ganglio cervical medio

La inervación de los órganos torácicos es principalmente vegetativa y proviene del tronco simpático paravertebral (simpático) y de los Nn. vagos (parasimpático). Las excepciones son el pericardio y el diafragma (Nn. frénicos) y la pared torácica (Nn. intercostales) con inervación somática.

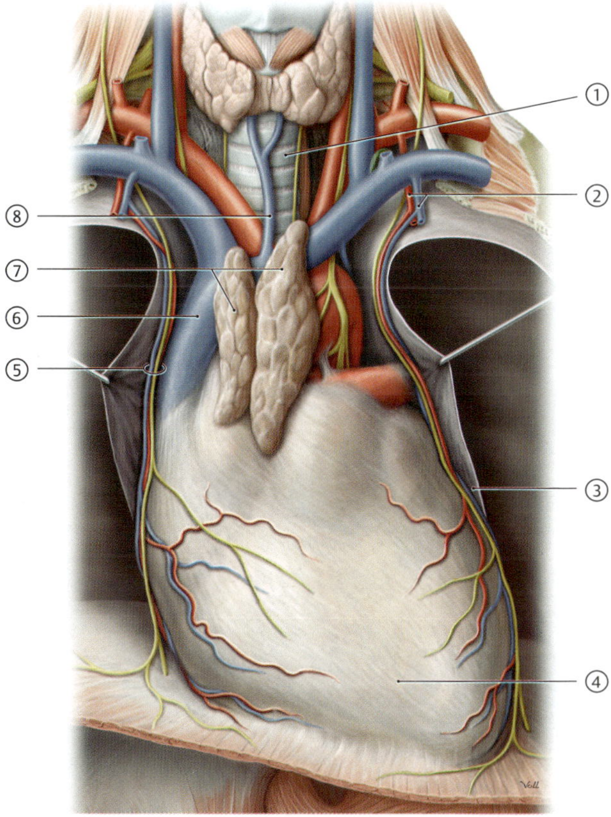
①
②
③
④
⑤
⑥
⑦
⑧
Voll

Vista ventral

① Tráquea

② A. y V. torácicas internas

③ Pleura parietal, Porción mediastínica

④ Pericardio fibroso

⑤ A. y V. pericardiofrénicas, N. frénico

⑥ V. cava superior

⑦ Timo

⑧ V. tiroidea inferior

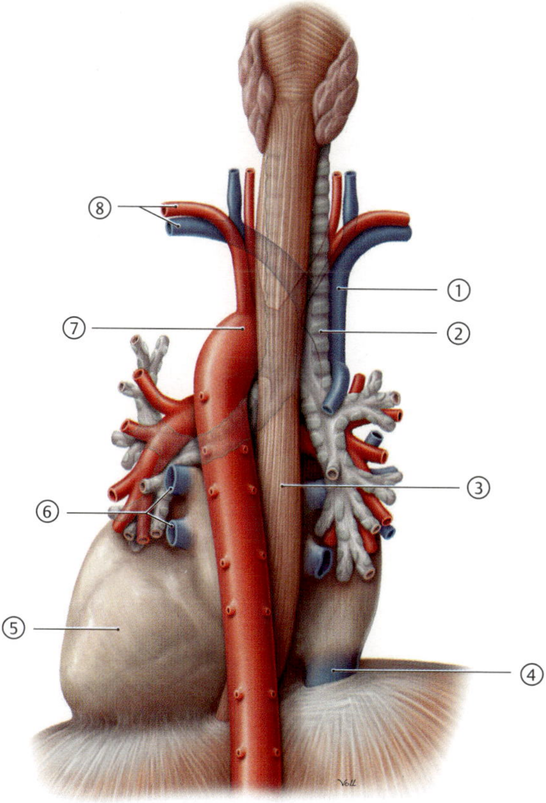
⑧
①
⑦
②
③
⑥
⑤
④
Voll

Contenido del mediastino. Vista posterior

① V. cava superior

② Tráquea

③ Esófago, Porción torácica

④ V. cava inferior (en el Foramen de la vena cava)

⑤ Pericardio fibroso, Ventrículo izquierdo

⑥ Vv. pulmonares izquierdas

⑦ Arco aórtico

⑧ A. y V. subclavias izquierdas

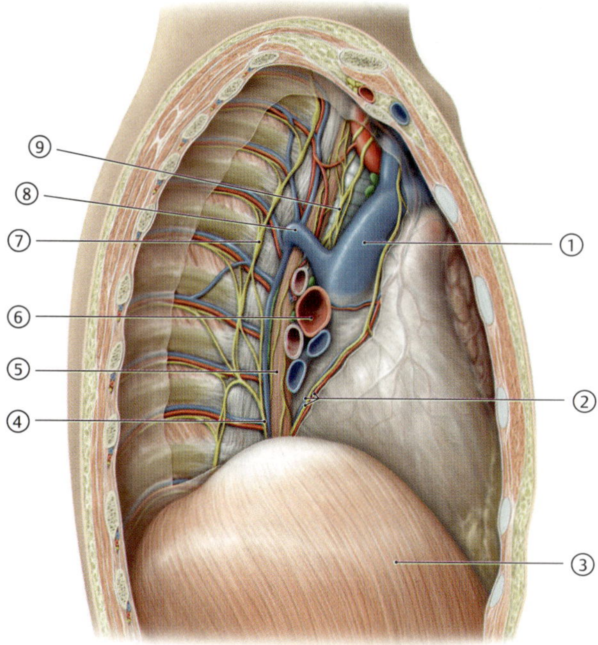
⑨
⑧
⑦
⑥
⑤
④
①
②
③

Sección paramediana. Vista derecha

① V. cava superior

② A. y V. pericardiofrénicas, N. frénico

③ Diafragma

④ N. esplácnico mayor

⑤ Esófago

⑥ A. pulmonar derecha

⑦ Tronco simpático, Ganglio torácico

⑧ V. ácigos

⑨ N. vago derecho

Mediastino IV

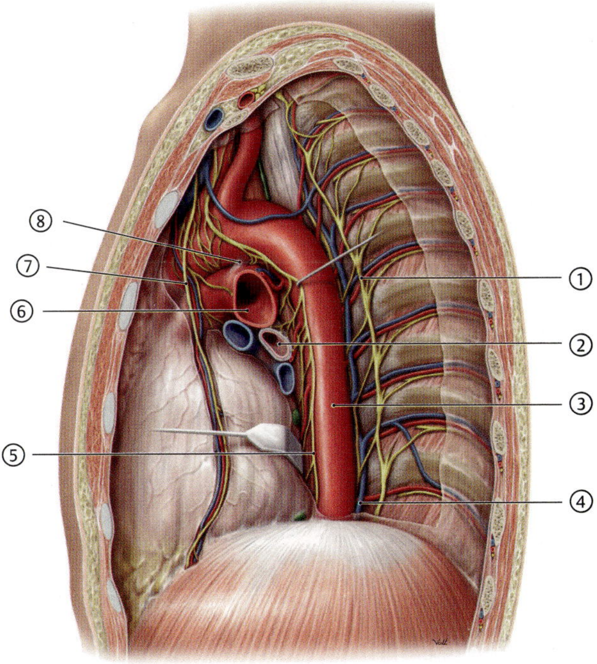

Sección paramediana. Vista izquierda

① Tronco simpático

② Bronquio principal izquierdo

③ Aorta descendente

④ V. hemiácigos

⑤ N. vago izquierdo

⑥ A. pulmonar izquierda

⑦ N. frénico izquierdo

⑧ Lig. arterioso

Puntos de transición del pericardio seroso I

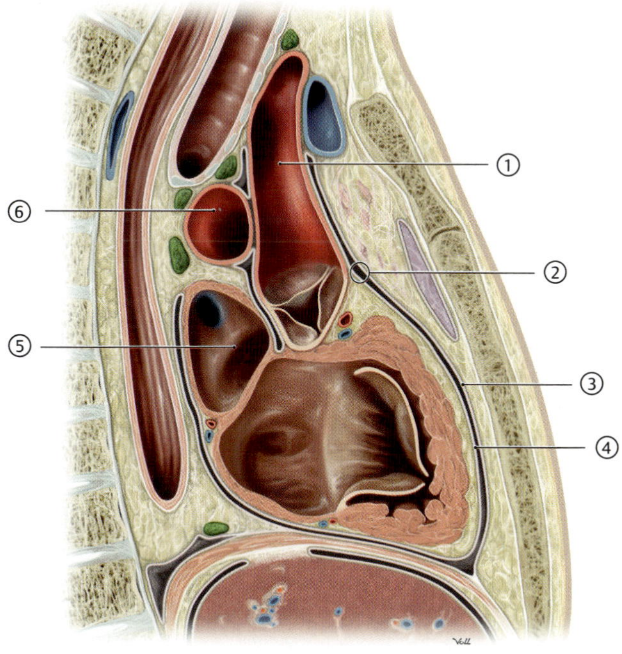

Puntos de transición del pericardio seroso I

Sección sagital y media a través del mediastino

① Aorta ascendente

② Cavidad pericárdica

③ Pericardio seroso, lámina parietal

④ Pericardio seroso, lámina visceral; epicardio

⑤ Atrio izquierdo

⑥ A. pulmonar derecha

La lámina parietal y la lámina visceral del pericardio seroso se fusionan en los grandes vasos cardíacos. La «bahía» que se crea por los puntos de transición de la capa parietal a la visceral del pericardio seroso entre las arterias y las venas, se denomina seno transverso del pericardio.

Puntos de transición del pericardio seroso II

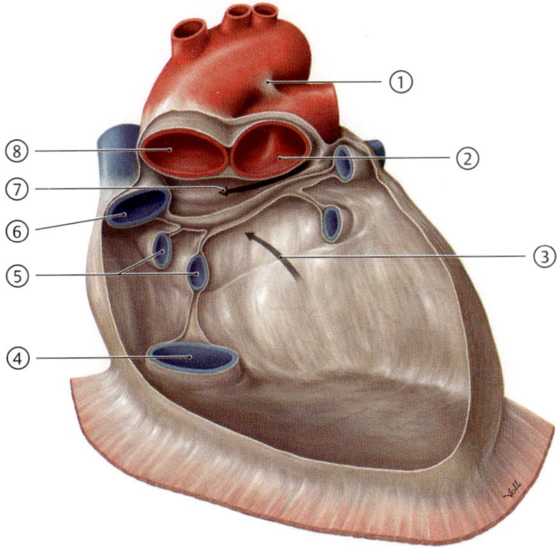

¿Qué es el seno transverso del pericardio?

Puntos de transición del pericardio seroso II

Vista anterior de la cavidad pericárdica vacía

① Lig. arterioso

② Tronco pulmonar

③ Seno oblicuo del pericardio

④ V. cava inferior

⑤ Vv. pulmonares derechas

⑥ V. cava superior

⑦ Seno transverso del pericardio

⑧ Aorta ascendente

! El seno transverso del pericardio separa los tractos de entrada y salida del corazón (es decir, Vv. cavas superior/ inferior y Vv. pulmonales por un lado de la aorta y el tronco pulmonar por el otro).

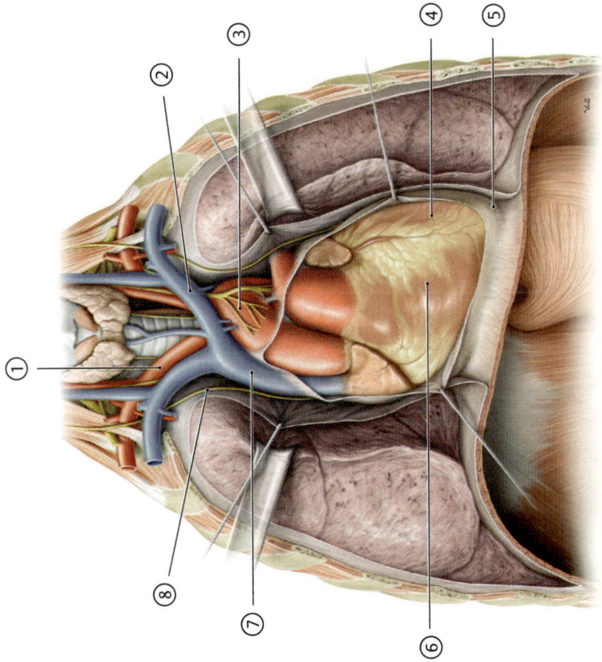

¿Dónde se ubica el corazón en relación con el esqueleto torácico?

Vista ventra

① Tronco braquiocefálico

② V. braquiocefálica izquierda

③ Arco aórtico

④ Ventrículo izquierdo

⑤ Vértice del corazón

⑥ Ventrículo derecho

⑦ V. cava superior

⑧ N. frénico derecho

! El corazón se encuentra detrás del esternón en el mediastino inferior entre los cartílagos costales de la 2ª y 6ª costillas. Se proyecta hacia el lado izquierdo de la cavidad torácica.

Cara anterior del corazón (Cara esternocostal)

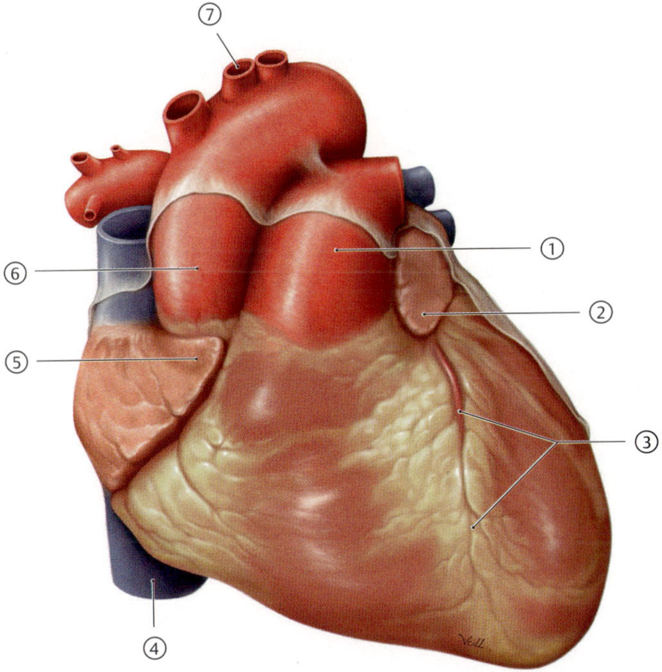

Cara anterior del corazón (Cara esternocostal)

Vista ventral

① Tronco pulmonar

② Orejuela izquierda

③ Surco interventricular anterior

④ V. cava inferior

⑤ Orejuela derecha

⑥ Aorta ascendente

⑦ A. carótida común izquierda

Cara posterior del corazón

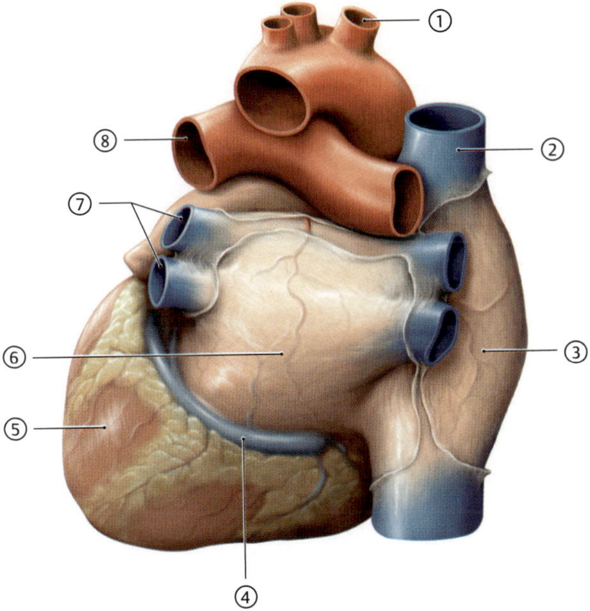

Vista dorsal

① Tronco braquiocefálico

② V. cava superior

③ Atrio derecho

④ Seno coronario

⑤ Ventrículo izquierdo

⑥ Atrio izquierdo

⑦ Vv. pulmonares izquierdas

⑧ A. pulmonar izquierda

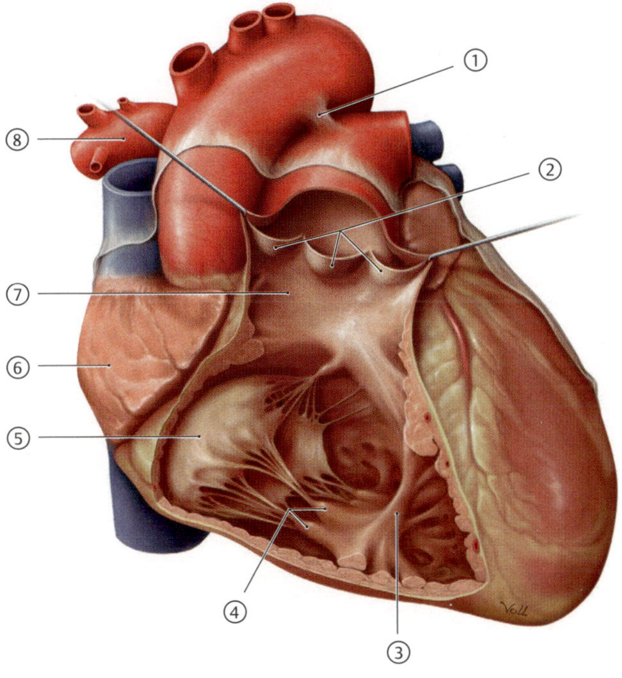

¿En qué fase del ciclo cardíaco se cierran las válvulas pulmonar y aórtica?

Vista ventral

① Lig. arterioso

② Válvula del tronco pulmonar

③ Trabécula septomarginal

④ M. papilar anterior

⑤ Válvula tricúspide, Cúspide anterior

⑥ Atrio derecho

⑦ Cono arterioso

⑧ A. pulmonar derecha

! Las válvulas vasculares se cierran durante la diástole (relajación de los ventrículos).

Cavidades cardíacas II

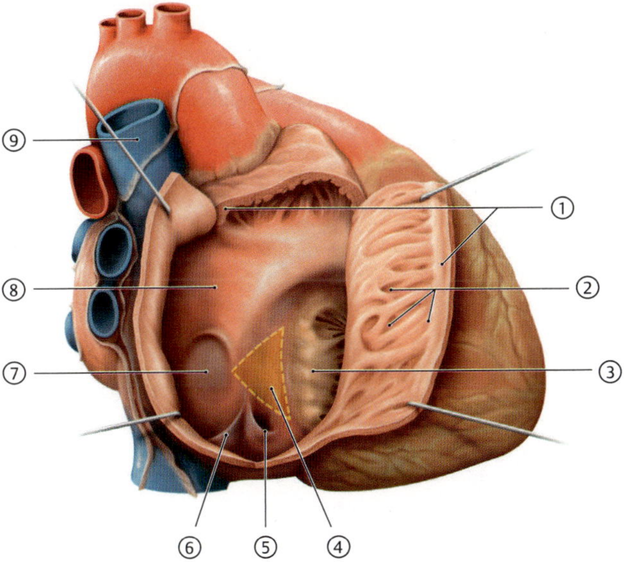

¿Qué estructura del atrio derecho permanece como reliquia de la conexión embrionaria entre los atrios derecho e izquierdo?

Vista derecha

① Cresta terminal

② Mm. pectíneos

③ Orificio atrioventricular derecho con la Válvula atrioventricular derecha (Válvula tricúspide)

④ Triángulo de Koch

⑤ Válvula del seno coronario

⑥ Válvula de la vena cava inferior

⑦ Fosa oval

⑧ Tabique interatrial

⑨ V. cava superior

! La fosa oval, una leve hendidura en la pared del atrio, es una reliquia del foramen oval embrionario.

Cavidades cardíacas III

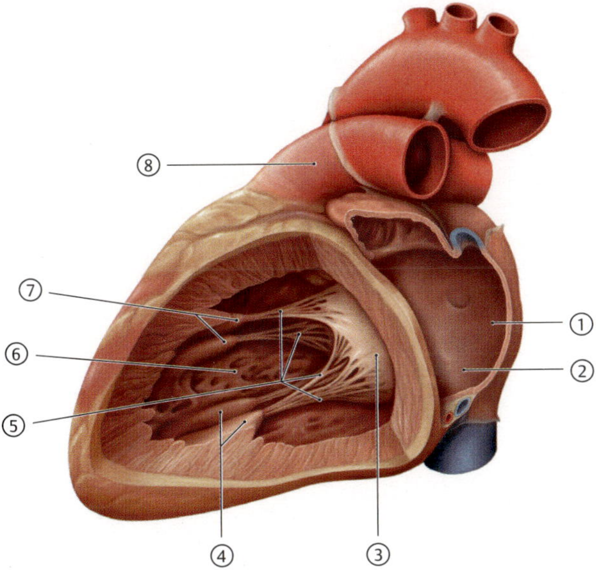

¿Qué fase del ciclo cardíaco se muestra aquí?

Vista izquierda

① Atrio izquierdo

② Tabique interatrial

③ Válvula mitral

④ M. papilar posterior

⑤ Cuerdas tendinosas

⑥ Trabéculas carnosas del tabique interventricular

⑦ M. papilar anterior

⑧ Tronco pulmonar

! Se muestra la sístole ventricular (contracción del miocardio ventricular).

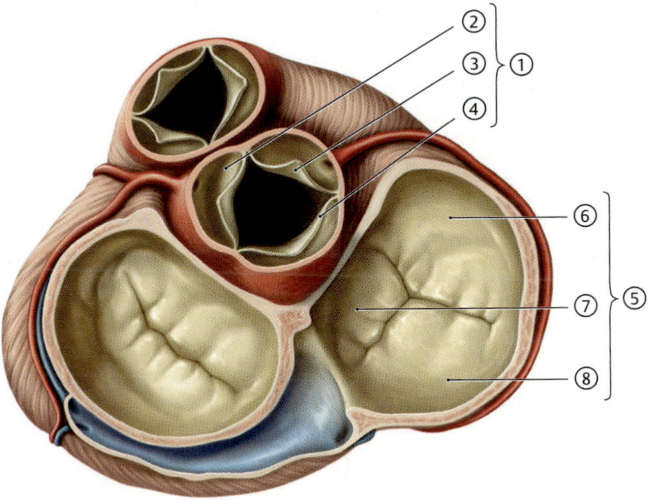
②
③
①
④
⑥
⑦
⑤
⑧

Sístole ventricular (contracción del miocardio ventricular). Vista craneal

① Válvula aórtica

② Valva semilunar izquierda

③ Valva semilunar derecha

④ Valva semilunar posterior

⑤ Válvula atrioventricular derecha (Válvula tricúspide)

⑥ Cúspide anterior

⑦ Cúspide septal

⑧ Cúspide posterior

Las válvulas cardíacas se dividen en dos grupos: válvulas con valvas o bolsillo (válvulas semilunares) y válvulas con cúspides (válvulas atrioventriculares). Las dos válvulas semilunares (válvulas aórtica y pulmonar), que se encuentran al comienzo de las dos grandes arterias, regulan el flujo de sangre desde las cámaras del corazón hasta la aorta y el tronco pulmonar. Las dos válvulas atrioventriculares (izquierda y derecha) se encuentran en la frontera atrial-ventricular.

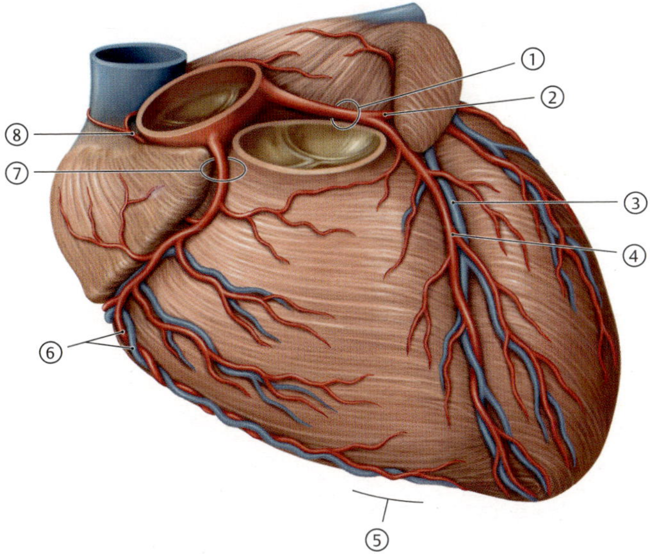
①
②
③
④
⑤
⑥
⑦
⑧

Arterias y venas del corazón I

Vista ventral

① A. coronaria izquierda

② R. circunfleja

③ V. interventricular anterior

④ R. interventricular anterior

⑤ Ventrículo derecho

⑥ V. marginal derecha y R. marginal derecha

⑦ A. coronaria derecha

⑧ R. del nodo sinoatrial

Aunque las arterias coronarias tienen anastomosis estructurales, funcionalmente son arterias terminales. La causa más común de un trastorno circulatorio es la arteriosclerosis, en la que los depósitos en forma de placa en la pared vascular estrechan la luz del vaso. Si la reducción del calibre del vaso (estenosis) supera un nivel crítico, habrá una falta de flujo sanguíneo. Si el tejido cardíaco muere como resultado de la falta de circulación sanguínea (necrosis), se produce un ataque cardíaco. La ubicación y la extensión del infarto dependen del vaso afectado.

Arterias y venas del corazón II

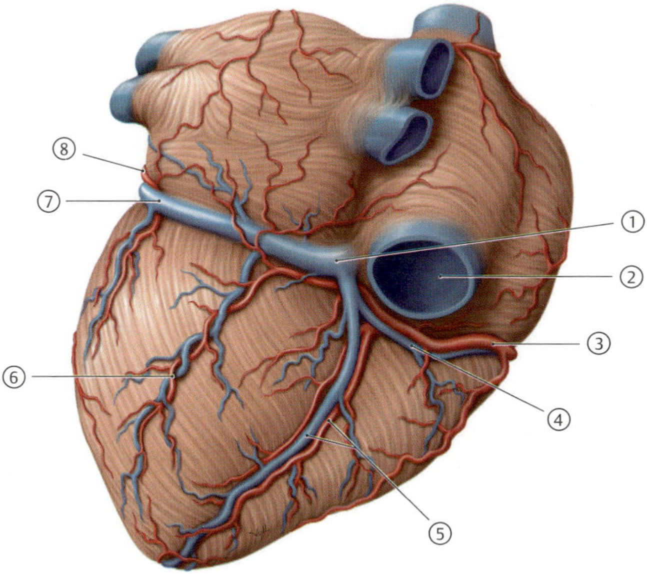

Arterias y venas del corazón II

Vista dorsocaudal

① Seno coronario

② V. cava inferior

③ A. coronaria derecha

④ V. cardíaca menor

⑤ V. interventricular posterior y R. interventricular posterior

⑥ R. posterolateral derecha

⑦ V. cardíaca magna

⑧ R. circunfleja

Las arterias coronarias derecha e izquierda suelen formar anastomosis en la superficie posterior del corazón a nivel del ventrículo izquierdo.

Generación de la excitación y sistema de conducción del corazón

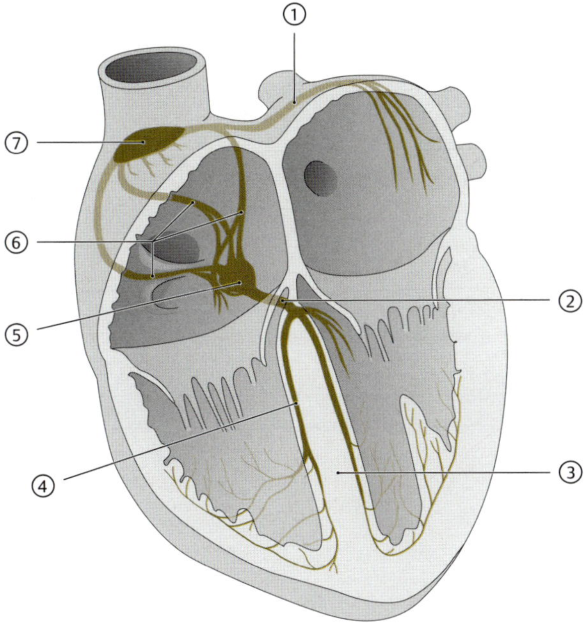

¿Cómo es el aporte de sangre al nodo sinusal?

Generación de la excitación y sistema de conducción del corazón

Vista ventral

① Fascículo interatrial

② Fascículo atrioventricular

③ Tabique interventricular

④ Pilar derecho

⑤ Nodo atrioventricular

⑥ Fascículos internodales anterior, medio y posterior

⑦ Nodo sinoatrial

! La arteria que irriga el nódulo sinusal suele emerger de la arteria coronaria derecha.

Inervación vegetativa del corazón

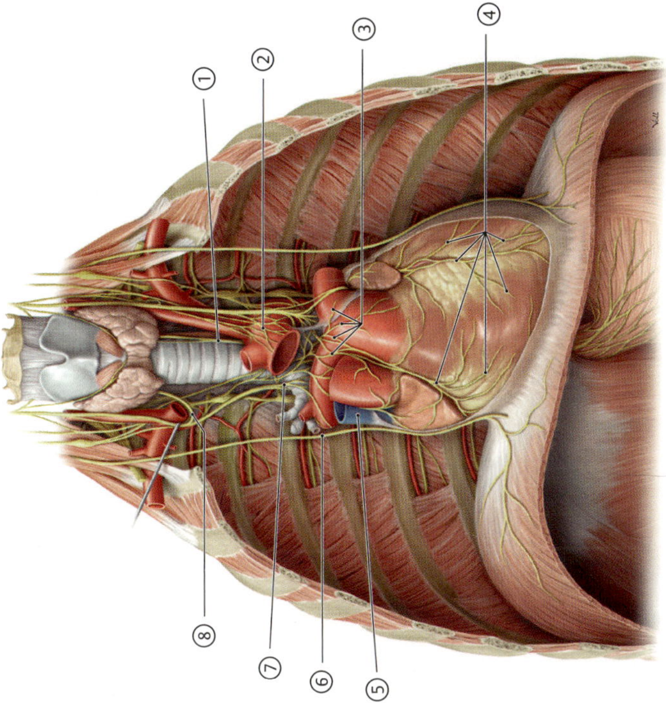

Inervación vegetativa del corazón

Vista anterior del tórax abierto

① N. laríngeo recurrente izquierdo

② Plexo aórtico torácico

③ Plexo pulmonar

④ Plexo cardíaco

⑤ V. cava superior

⑥ N. frénico derecho

⑦ N. vago derecho

⑧ N. laríngeo recurrente derecho

El corazón recibe la inervación simpática a través de tres Nn. cardíacos cervicales y de Rr. torácicos que provienen de los segmentos T1-6. La inervación parasimpática la proporciona Rr. cardíacos cervicales y torácicos del N. vago. Tanto las fibras simpáticas como las parasimpáticas se dirigen a los plexos cardíaco, aórtico y pulmonar.

El corazón en radiografías I

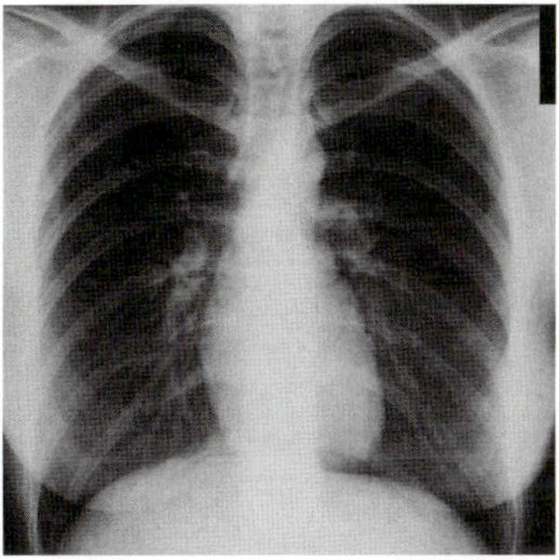

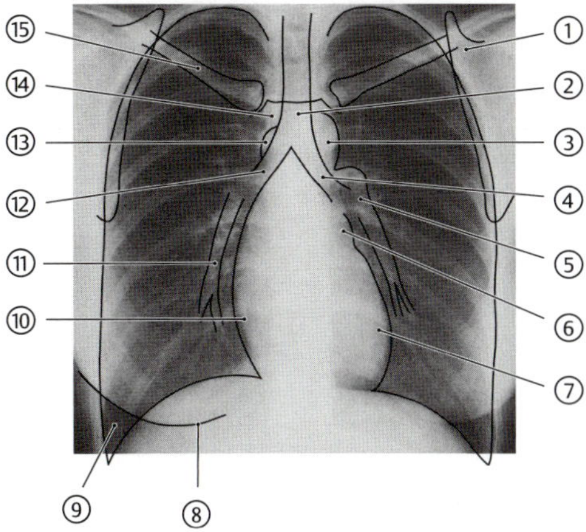

Radiografía posterior-anterior del tórax
(aus: Lange, S.: Radiologische Diagnostik der Thoraxerkrankungen. 4. Aufl. Stuttgart: Thieme; 2010)

① Escápula

② Tráquea

③ Arco aórtico

④ Bronquio principal izquierdo

⑤ A. pulmonar izquierda

⑥ Atrio izquierdo

⑦ Ventrículo izquierdo

⑧ Sombra de la mama

⑨ Receso costodiafragmático

⑩ Atrio derecho

⑪ Arterias del lóbulo inferior

⑫ Bronquio principal derecho

⑬ V. ácigos

⑭ Manubrio del esternón

⑮ Clavícula

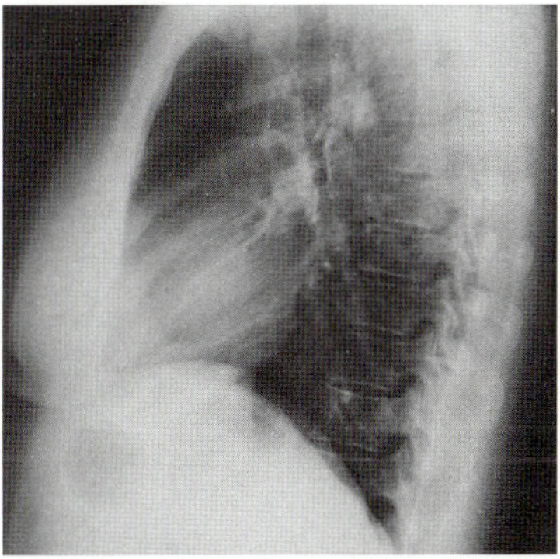

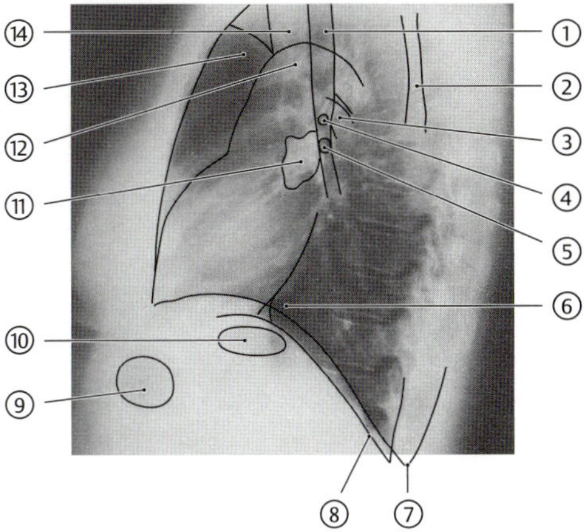

⑭
⑬
⑫
⑪
⑩
⑨
①
②
③
④
⑤
⑥
⑧
⑦

Radiografía del tórax, Vista lateral
(aus: Lange, S.: Radiologische Diagnostik der Thoraxerkrankungen. 4. Aufl. Stuttgart: Thieme; 2010)

① Tráquea

② Escápula

③ A. pulmonar izquierda

④ Bronquio lobar superior derecho

⑤ Bronquio lobar superior izquierdo

⑥ V. cava inferior

⑦ Receso costodiafragmático derecho

⑧ Receso costodiafragmático izquierdo

⑨ Colon transverso

⑩ Fondo gástrico

⑪ A. pulmonar derecha en el espacio pretraqueal

⑫ Arco aórtico

⑬ Pliegue axilar

⑭ Vaso pretraqueal

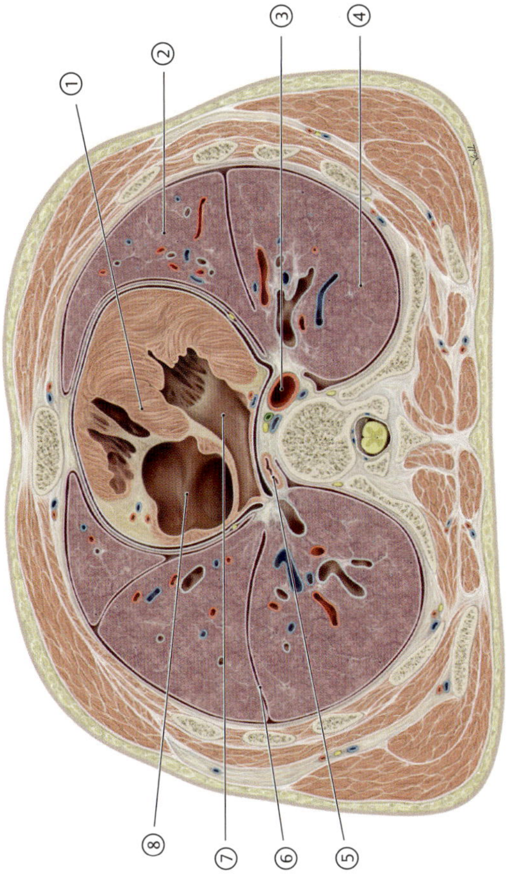
①
②
③
④
⑤
⑥
⑦
⑧

Sección horizontal al nivel de T VIII. Vista caudal

① Tabique interventricular

② Pulmón izquierdo, lóbulo superior

③ Aorta torácica

④ Pulmón izquierdo, lóbulo inferior

⑤ Esófago

⑥ Fisura oblicua

⑦ Atrio izquierdo

⑧ Atrio derecho

Circulación prenatal

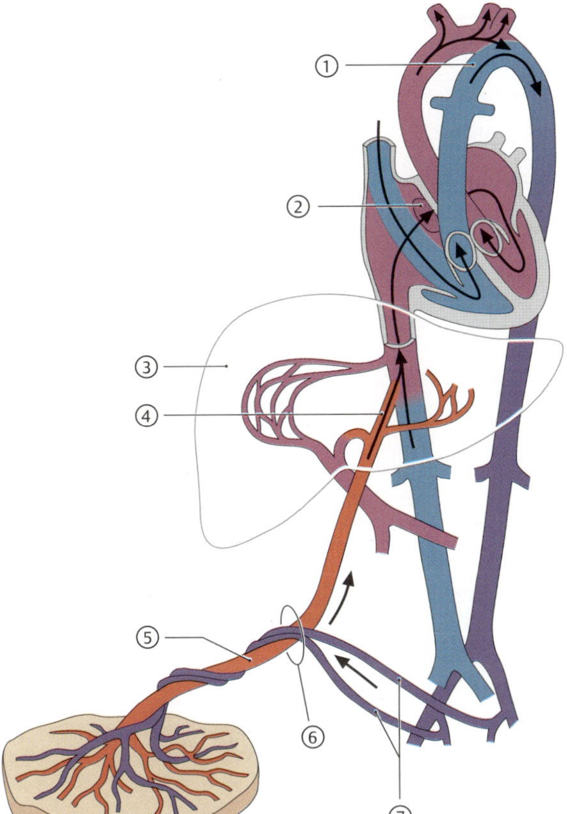

Circulación prenatal

① Conducto arterioso (abierto)

② Foramen oval del corazón (abierto)

③ Hígado

④ Conducto venoso

⑤ V. umbilical

⑥ Ombligo

⑦ Aa. umbilicales

Nota: el color del vaso depende del contenido de oxígeno de la sangre transportada: rojo = rico en oxígeno; azul = poco oxígeno; púrpura = mixto. ¡Compare con la ficha de la pág. 75!

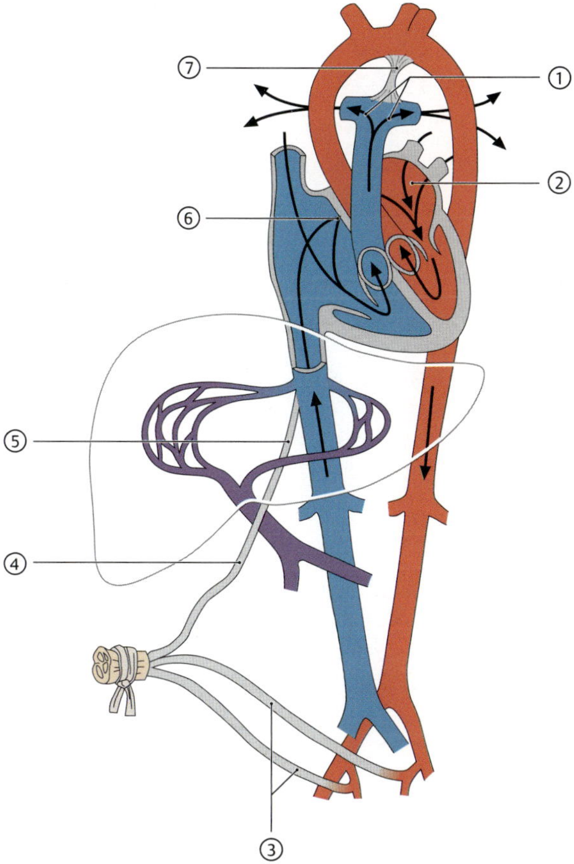
⑦
①
②
⑥
⑤
④
③

① Aa. pulmonares (con sangre)

② Atrio izquierdo

③ Aa. umbilicales obliteradas (porción ocluída); Pliegues umbilicales mediales

④ Lig. redonde del hígado (V. umbilical obliterada)

⑤ Lig. venoso (Conducto venoso obliterado)

⑥ Foramen oval (cerrado)

⑦ Lig. arterioso (Conducto arterioso obliterado)

Defectos del tabique. En los defectos cardíacos septales congénitos más habituales, la sangre puede fluir del ventrículo izquierdo al derecho durante la sístole. Los más comunes son los defectos del tabique ventricular. El foramen oval persistente, el defecto del tabique atrial más común, es el resultado de un cierre inadecuado de la derivación fetal.

Nota: el color del vaso depende del contenido de oxígeno de la sangre transportada: rojo = rico en oxígeno; azul = pobre en oxígeno. A diferencia de la circulación embrionaria (v. ficha pág. 73), la sangre mixta ya no existe en la circulación posnatal. El área de flujo especial de la V. porta hepática se muestra aquí en violeta, que transporta sangre desde el tracto gastrointestinal, que es baja en oxígeno pero rica en nutrientes.

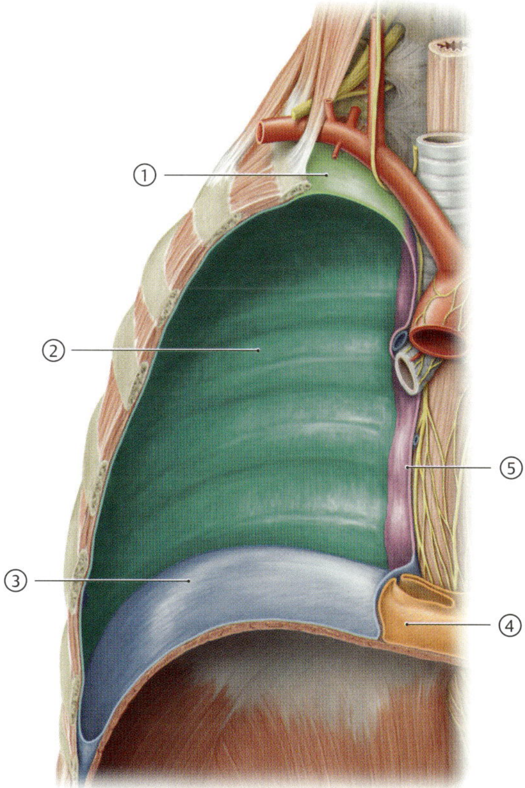
①
②
③
④
⑤

Pleura parietal

Cavidad pleural derecha.
Vista ventral

① Cúpula pleural

② Porción costal

③ Porción diafragmática

④ Pericardio fibroso

⑤ Porción mediastínica

La cavidad pleural está delimitada por dos láminas serosas: la pleura visceral (la llamada membrana pulmonar) cubre los pulmones, la pleura parietal cubre la pared interna de la cavidad torácica. Las cuatro partes de la pleura parietal (porción costal, porción diafragmática, porción mediastínica y cúpula pleural) se continuan «a la perfección» entre sí.

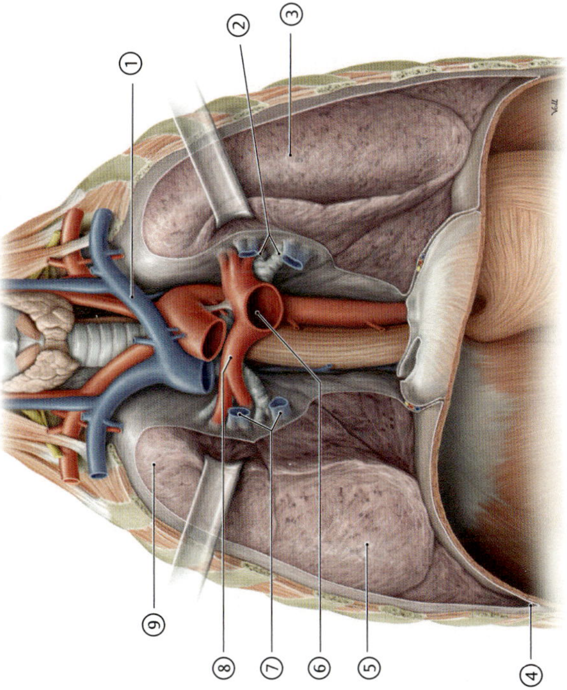
1
2
3
4
5
6
7
8
9

Pulmones *in situ*

Vista ventral

① V. braquiocefálica izquierda

② Bronquios lobares superior e inferior

③ Pulmón izquierdo (Lóbulo superior)

④ Receso costodiafragmático

⑤ Pulmón derecho (Lóbulo medio)

⑥ Tronco pulmonar

⑦ Vv. pulmonares derechas

⑧ A. pulmonar derecha

⑨ Vértice pulmonar

Los pulmones izquierdo y derecho llenan completamente la cavidad pleural. El pulmón izquierdo es ligeramente más pequeño que el derecho debido a la posición asimétrica del corazón.

Nota: el color del vaso depende del tipo de vaso: rojo = arterias, azul = venas, independientemente del contenido de oxígeno de la sangre transportada.

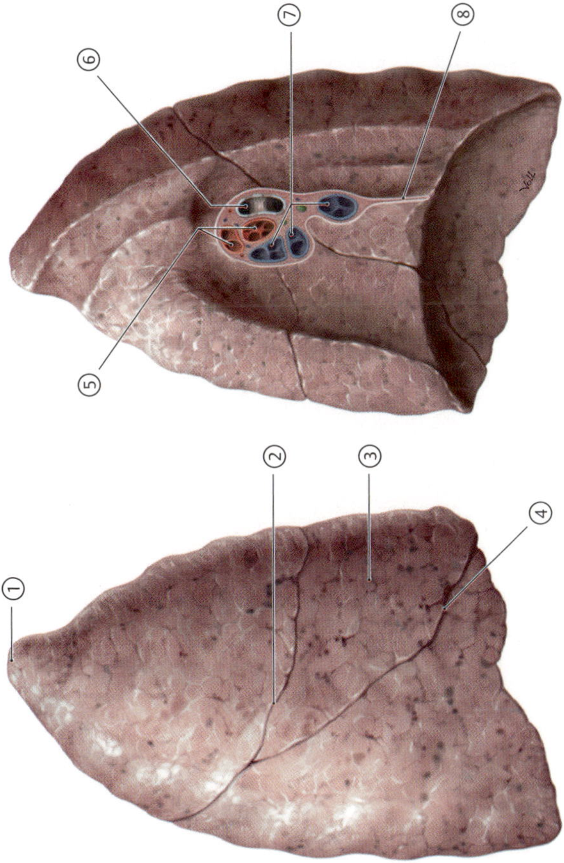
6
7
8
5
2
3
4
1

Pulmón derecho

Vista lateral y medial

① Vértice pulmonar

② Fisura horizontal del pulmón derecho

③ Lóbulo medio

④ Fisura oblicua

⑤ Ramas de la A. pulmonar derecha

⑥ Ramas de las Vv. pulmonares derechas

⑧ Lig. pulmonar

Las fisuras oblicua y horizontal dividen el pulmón derecho en tres lóbulos: lóbulos superior, medio e inferior. El vértice pulmonar (punta del pulmón) sobresale más allá de la abertura torácica superior.

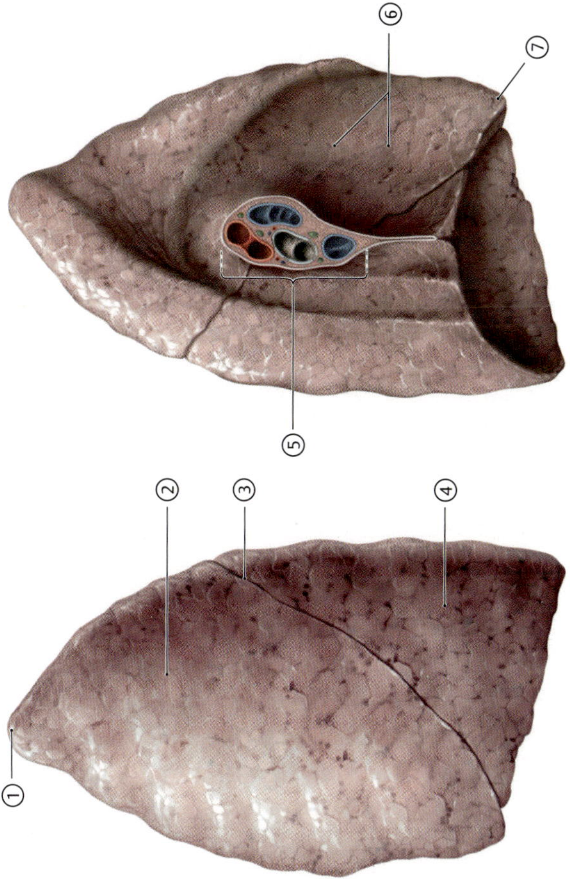
6
7
5
2
3
4
1

Pulmon izquierdo

Vista lateral y medial

① Vértice pulmonar

② Lóbulo superior

③ Fisura oblicua

④ Lóbulo inferior

⑤ Hilio pulmonar

⑥ Impresión cardíaca

⑦ Língula del pulmón izquierdo

La fisura oblicua divide el pulmón izquierdo en dos lóbulos: lóbulos superior e inferior. Los bronquios y los conductos entran y salen de los pulmones por el hilio pulmonar.

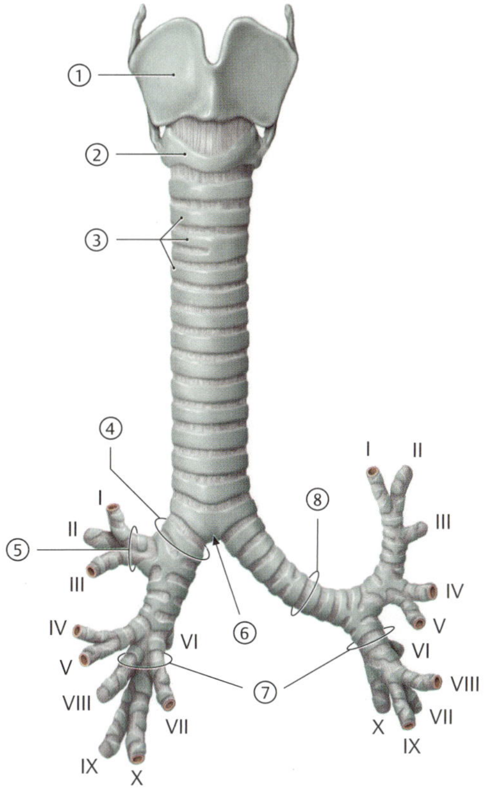

¿Qué es la carina traqueal?

Vista ventral

① Cartílago tiroides

② Cartílago cricoides

③ Cartílagos traqueales

④ Bronquio principal derecho

⑤ Bronquio lobar superior derecho

⑥ Bifurcación traqueal

⑦ Bronquio lobar inferior derecho/izquierdo

⑧ Bronquio principal izquierdo

! La carina traqueal es el cartílago traqueal más bajo que se encuentra en la bifurcación traqueal. Allí, la tráquea se divide en los bronquios principales izquierdo y derecho.

Ramas del árbol bronquial

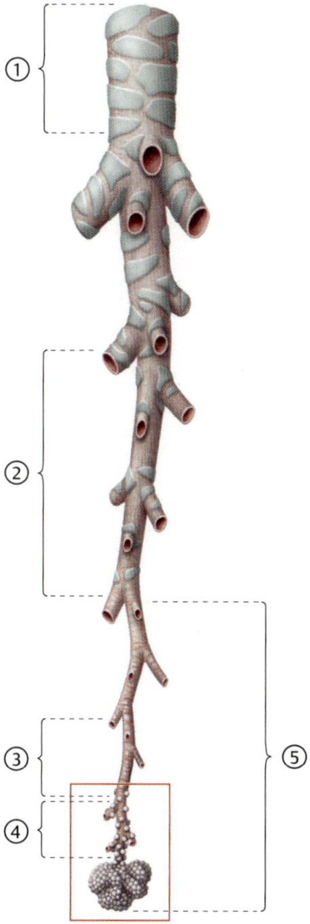

Ramas del árbol bronquial

① Bronquio segmentario

② Bronquio subsegmentario pequeño

③ Bronquiolo terminal

④ Bronquiolo respiratorio

⑤ Bronquiolo (pared libre de cartílago)

La parte conductora del árbol bronquial se extiende desde la bifurcación traqueal hasta los bronquiolos terminales. La parte respiratoria consta de los bronquiolos respiratorios, el conducto alveolar, los sacos alveolares y los alveolos pulmonares.

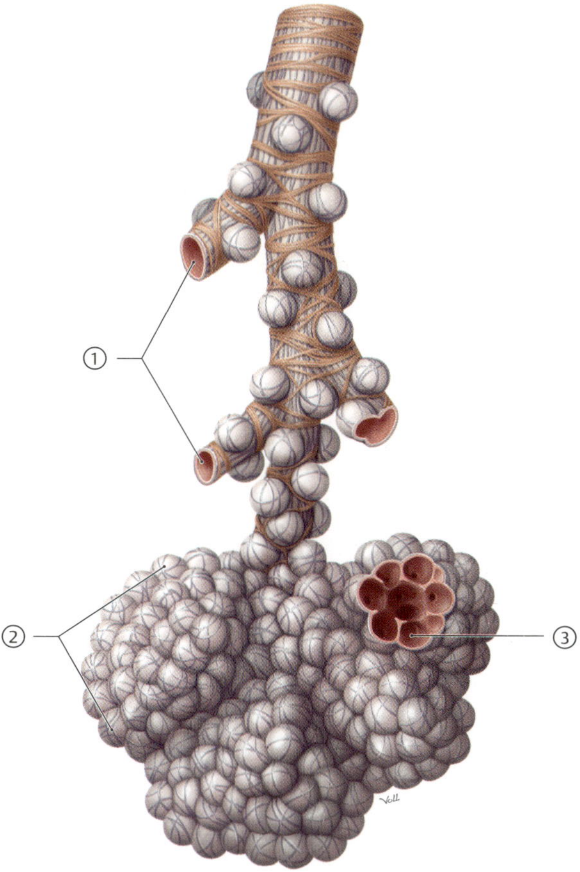
①
②
③
Voll

① Bronquiolos respiratorios

② Saco alveolar

③ Alveolo

La causa más común de trastorno respiratorio bronquial es el asma. En la zona de los alvéolos, una gran distancia de difusión, una ventilación reducida (enfisema) o una entrada de líquidos (p. ej., neumonía) pueden provocar una alteración de la respiración.

Arterias y venas pulmonares

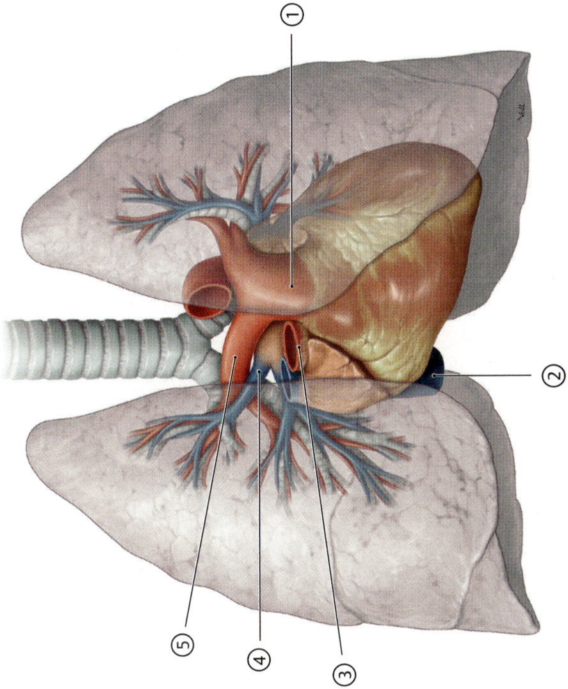

Vista ventral

① Tronco pulmonar

② V. cava inferior

③ Aorta ascendente

④ V. pulmonar derecha superior

⑤ A. pulmonar derecha

El tronco pulmonar se origina del ventrículo derecho y se divide en una arteria pulmonar izquierda y otra derecha. El par de venas pulmonares se dirigen, cada una, hacia el atrio izquierdo. Las arterias pulmonares continúan dividiéndose con el árbol bronquial, mientras que las venas pulmonares no, ya que discurren entre los segmentos pulmonares.

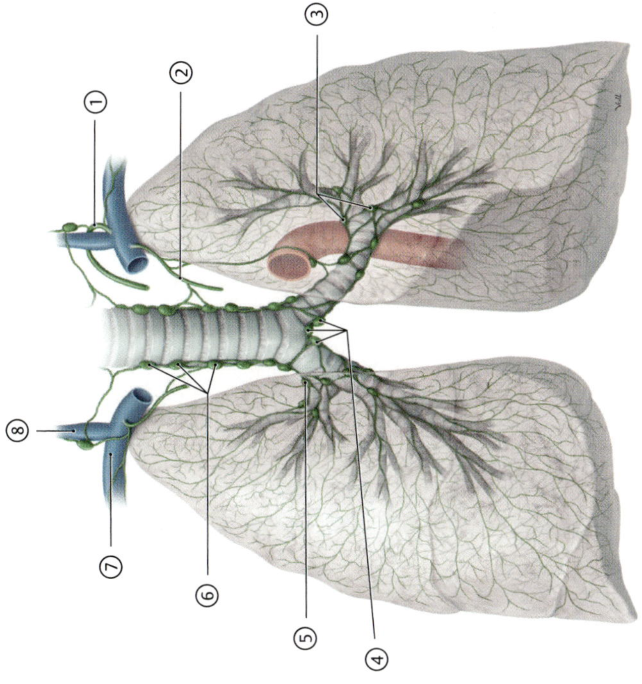

¡Describe el drenaje linfático de los pulmones!

Vista ventral

① Conducto torácico

② Tronco broncomediastínico izquierdo

③ Ganglios linfáticos broncopulmonares

④ Ganglios linfáticos traqueobronquiales inferiores

⑤ Ganglios linfáticos traqueobronquiales superiores

⑥ Ganglios linfáticos paratraqueales

⑦ V. subclavia derecha

⑧ V. yugular interna derecha

! El pulmón derecho y la mitad inferior del pulmón izquierdo llevan su linfa a los ganglios linfáticos traqueobronquiales del lado derecho. Solo la mitad superior del lóbulo izquierdo del pulmón drena hacia el los ganglios linfáticos traqueobronquiales del lado izquierdo.

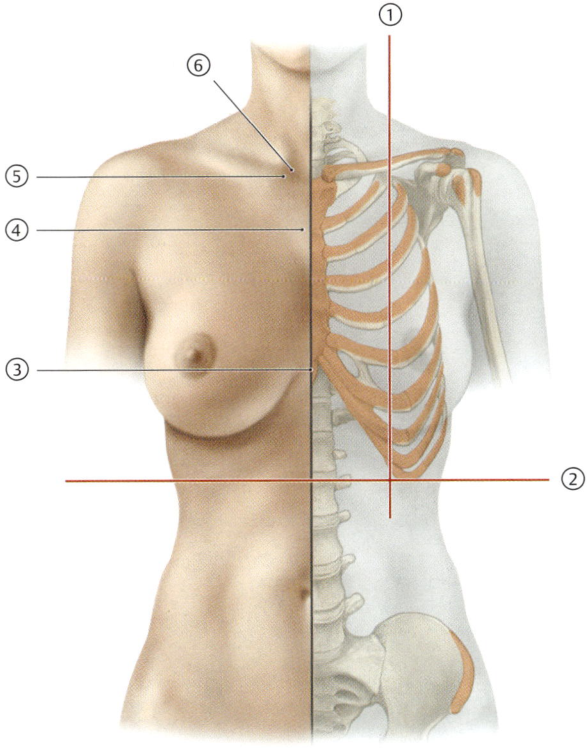
①
②
③
④
⑤
⑥

Estructuras palpables en el tórax. Vista ventral

① Línea medioclavicular

② Plano subcostal

③ Apóf. xifoides

④ Ángulo del esternón

⑤ Clavícula, Extremidad esternal

⑥ Escotadura yugular

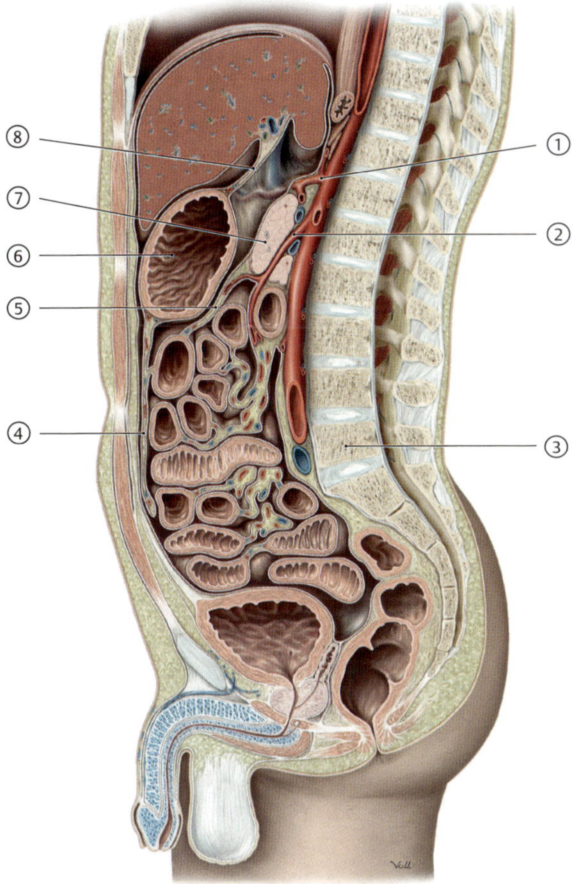
⑧
⑦
⑥
⑤
④
①
②
③
Voll

Sección sagital y media. Vista izquierda

① Tronco celíaco

② A. mesentérica superior

③ Vértebra L V

④ Omento mayor

⑤ Mesocolon transverso

⑥ Estómago

⑦ Páncreas

⑧ Lig. hepatogástrico

Las estructuras intraperitoneales están envueltas por una capa de peritoneo visceral y reciben el aporte neurovascular a través de un mesenterio. Las estructuras retroperitoneales se localizan en la pared abdominal posterior, sólo sus caras anteriores están cubiertas por peritoneo visceral.

Omento (epiplón) mayor

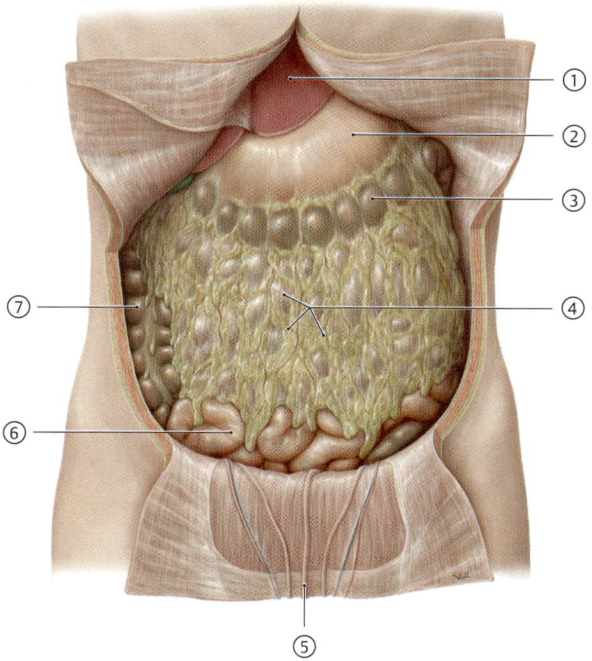

¿Qué es el omento mayor?

Omento (epiplón) mayor

Vista ventral

① Hígado, lóbulo izquierdo

② Estómago

③ Colon transverso

④ Omento mayor

⑤ Pliegue umbilical medio (con el uraco obliterado)

⑥ Íleon

⑦ Colon ascendente

! El omento mayor es un delantal de cuatro capas de mesenterio que se origina de la curvatura mayor del estómago, cuelga sobre el colon transverso y el intestino delgado, y se refleja hacia arriba para insertarse a la pared abdominal posterior por encima del mesocolon transverso.

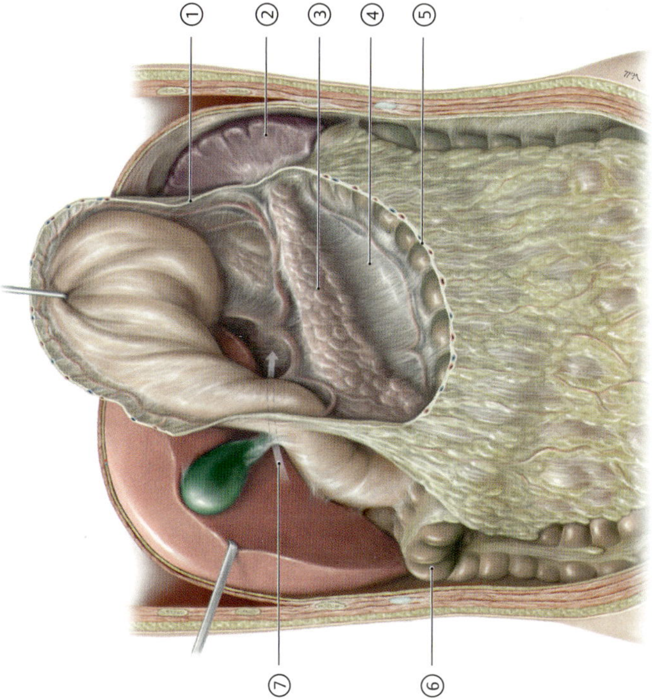

①
②
③
④
⑤
⑥
⑦

Visión ventral

① Lig. gastroesplénico

② Bazo

③ Páncreas

④ Mesocolon transverso

⑤ Lig. gastrocólico

⑥ Flexura cólica derecha

⑦ Foramen omental, foramen epiploico

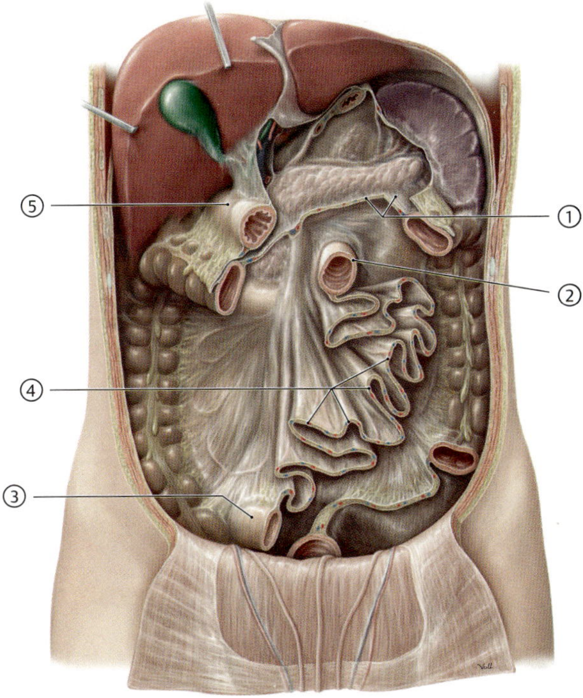

¿Qué partes de los intestinos delgado y grueso están a asociados a un mesenterio?

Vista ventral

① Mesocolon transverso, raíz

② Flexura duodenoyeyunal

③ Íleon

④ Mesenterio (cortado)

⑤ Duodeno, porción superior

! El yeyuno y el íleon del intestino delgado y las porciones transversa y sigmoidea del colon están «suspendidas» por mesenterios.

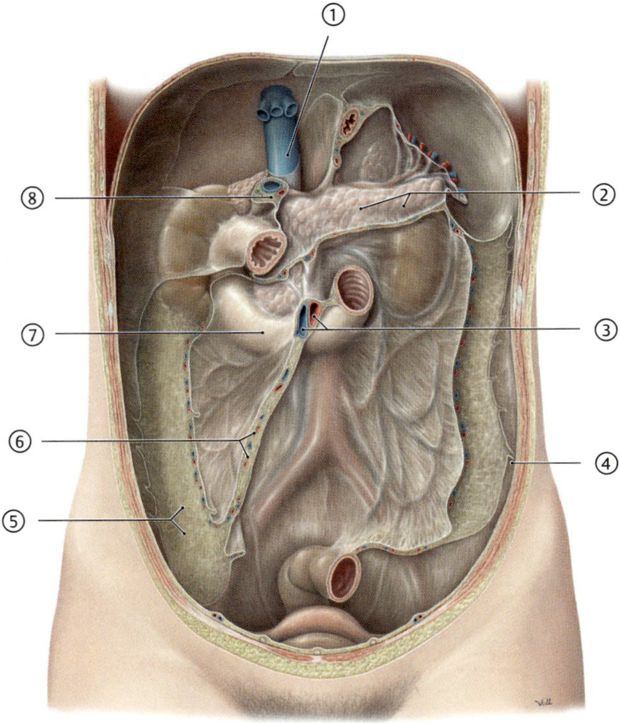

¿Qué límites del espacio infracólico derecho restringen el flujo del líquido peritonal?

Pared dorsal de la cavidad peritoneal

Vista ventral

① V. cava inferior

② Páncreas

③ A. y V. mesentéricas superiores

④ Surco paracólico

⑤ Colon ascendente (lugar de inserción)

⑥ Raíz del mesenterio

⑦ Duodeno, porción descendente

⑧ Lig. hepatoduodenal (con la V. porta hepática, la A. hepática propia y el conducto colédoco)

! El compartimiento infracólico derecho es un espacio triangular sobre la pared posterior delimitado por el mesocolon transverso, la raíz del mesenterio del intestino delgado y el colon ascendente. Estos límites acumulan líquido, mientras en la cavidad peritoneal el fluido pasa inferiormente por los surcos paracólicos hacia el interior de la pelvis.

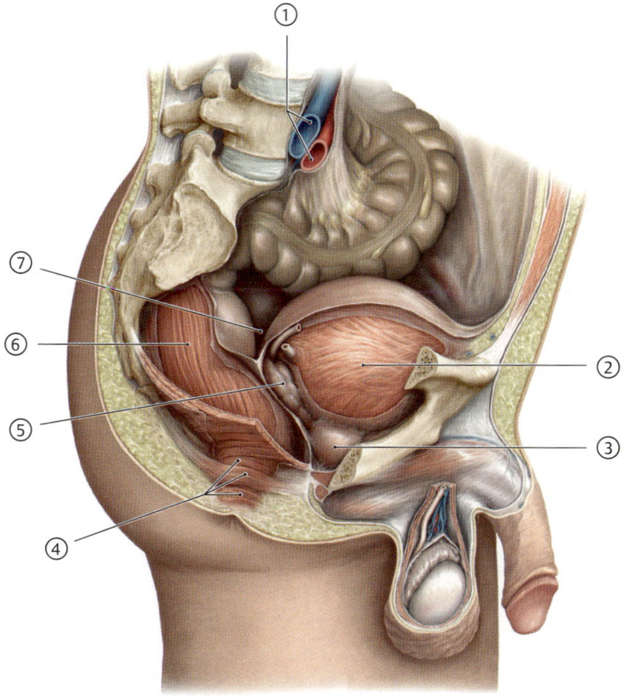
1
7
6
5
4
2
3

Sección parasagital, vista derecha

① A. y V. ilíacas comunes derechas

② Vejiga urinaria

③ Próstata

④ M. esfínter externo del ano

⑤ Glándula vesiculosa derecha

⑥ Recto

⑦ Fondo de saco rectovesical

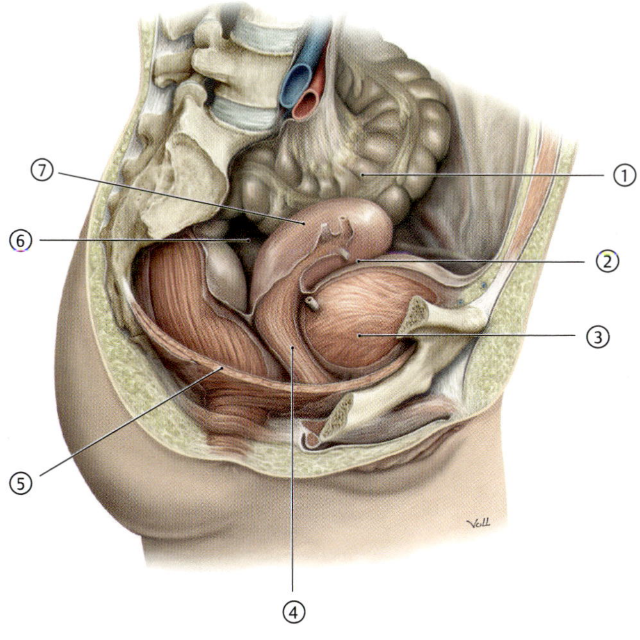
①
②
③
④
⑤
⑥
⑦
Voll

Sección parasagital, vista derecha

① Colon sigmoideo

② Fondo de saco vesicouterino

③ Vejiga urinaria

④ Vagina

⑤ M. elevador del ano

⑥ Fondo de saco rectouterino

⑦ Útero

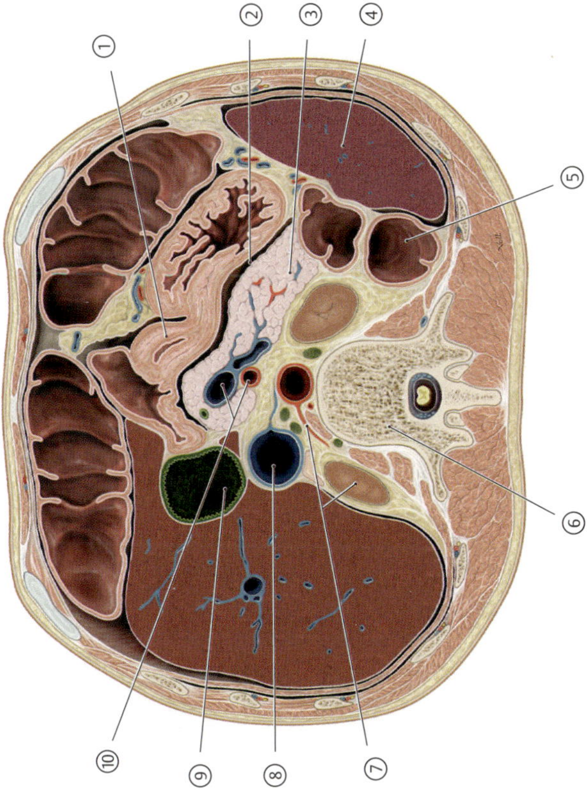
1
2
3
4
5
6
7
8
9
10

Vista caudal

① Estómago, porción pilórica

② Bolsa omental

③ Páncreas

④ Bazo

⑤ Colon descendente

⑥ Vértebra L I

⑦ Riñón (con la A. renal derecha)

⑧ V. cava inferior

⑨ Vesícula biliar

⑩ A. y V. mesentéricas superiores

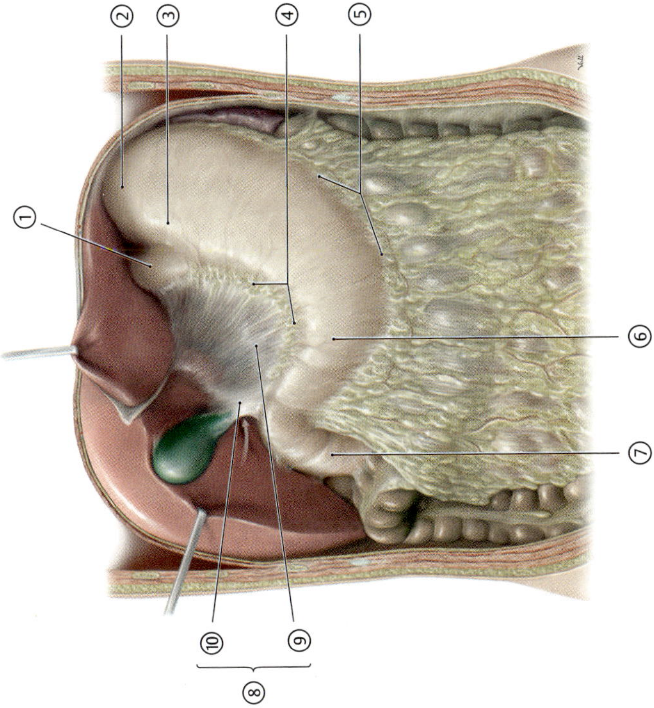
1
2
3
4
5
6
7
8
9
10

Visión ventral

① Esófago

② Fondo del estómago

③ Cardias

④ Curvatura menor

⑤ Curvatura mayor

⑥ Antro pilórico

⑦ Duodeno

⑧ Omento menor

⑨ Lig. hepatogástrico

⑩ Lig. hepatoduodenal

La gastritis y las úlceras gástricas son las dos enfermedades más comunes del estómago. Se asocian a un incremento en la producción de ácido y están causadas por el alcohol, medicamentos (como por ej., la aspirina) y la bacteria Helicobacter pylori. Los síntomas incluyen pérdida de apetito, dolor e incluso sangrado, que se manifiesta como heces negras o material marrón oscuro en el vómito. La gastritis se limita a la superficie interna del estómago, mientras que las úlceras gástricas se extienden por la pared del estómago.

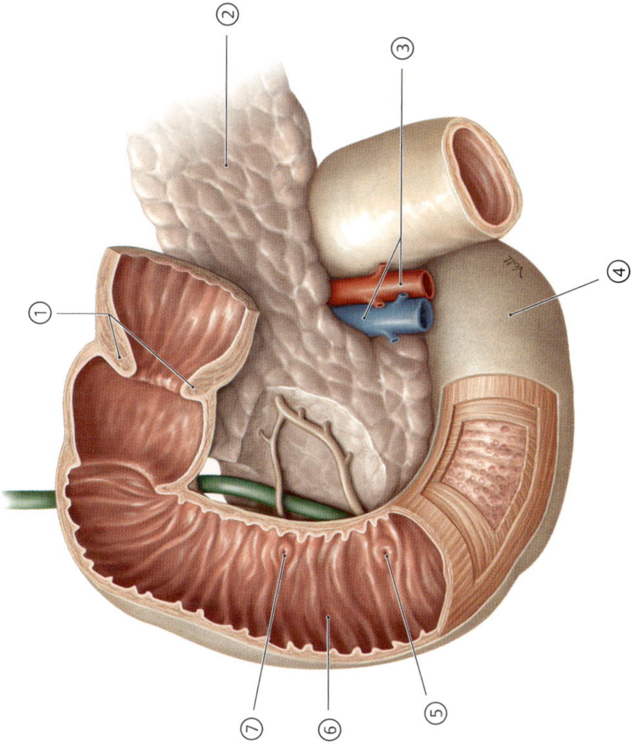

¿Qué es el lig. suspensorio del duodeno?

Vista ventral

① M. esfínter pilórico

② Páncreas

③ A. y V. mesentéricas superiores

④ Duodeno, porción horizontal

⑤ Papila duodenal mayor (de Vater)

⑥ Duodeno, porción descendente

⑦ Papila duodenal menor

! El lig. suspensorio del duodeno (de Treitz) es un haz fibromuscular que «suspende» el duodeno en su unión con el yeyuno desde el pilar derecho del diafragma.

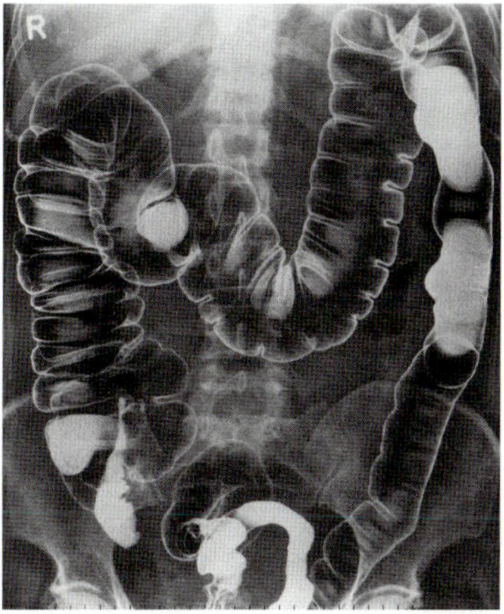
R

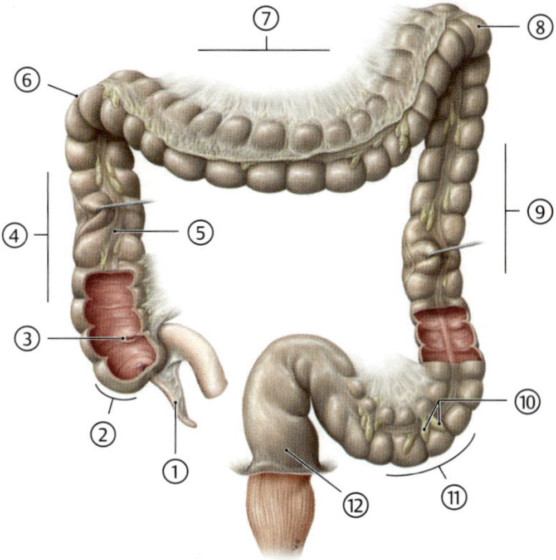
⑦
⑧
⑥
④
⑤
⑨
③
⑩
②
①
⑫
⑪

Vista ventral (Röntgenbild: Universitätsmedizin Mainz; Klinik und Poliklinik f. Diagnostische und Interventionelle Radiologie).

① Apéndice vermiforme

② Ciego

③ Válvula ileocecal

④ Colon ascendente

⑤ Tenia libre

⑥ Flexura cólica derecha

⑦ Colon transverso

⑧ Flexura cólica izquierda

⑨ Colon descendente

⑩ Apéndices omentales (epiploicos)

⑪ Colon sigmoideo

⑫ Recto (con el pliegue peritoneal)

Embrionariamente, el intestino grueso se desarrolla como una estructura intraperitoneal pero, siguiendo la rotación del intestino, los segmentos ascendente y descendente se fijan a la pared abdominal posterior y pierden su conexión con un mesenterio. Estructuras primariamente retroperitoneales como los riñones se desarrollan posteriores al peritoneo parietal de la pared abdominal posterior y nunca están asociadas a un mesenterio.

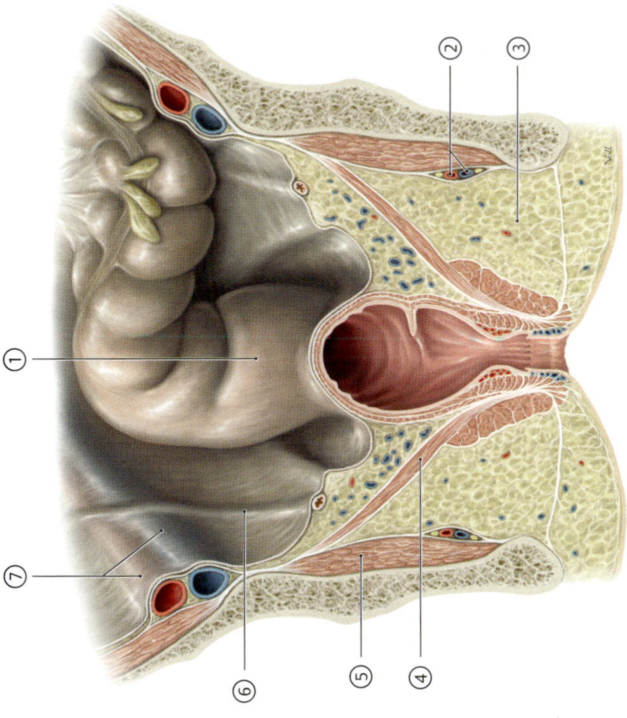

¿Qué señala la transición entre el colon sigmoideo y el recto?

Sección frontal. Pelvis femenina. Vista ventral

① Recto

② A. y V. pudendas internas

③ Fosa isquioanal

④ M. elevador del ano

⑤ M. obturador interno

⑥ Uréter

⑦ A. y V. ilíacas externas

! La transición entre el recto y el colon sigmoideo se produce aproximadamente a nivel de la vértebra sacra III. Se pone de manifiesto por el final del mesocolon sigmoideo y de las tenias del colon.

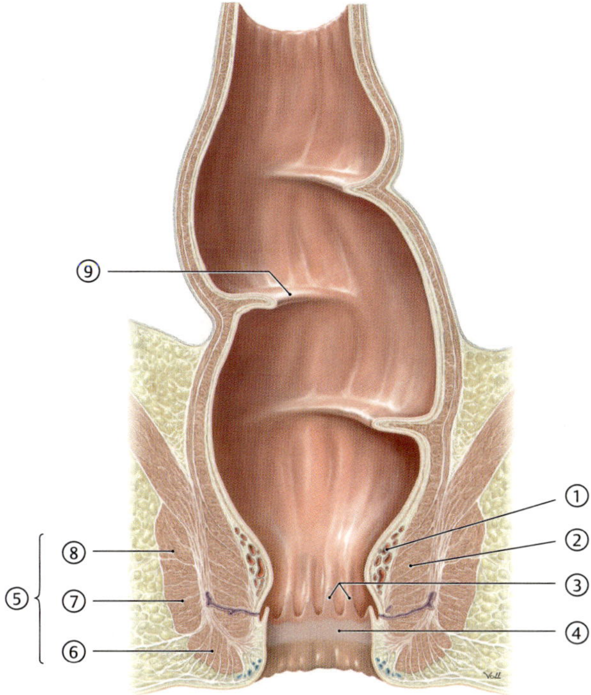
⑨
①
②
③
④
⑤
⑥
⑦
⑧
Voll

Sección frontal. Vista ventral

① Cuerpo cavernoso del recto

② M. esfínter interno del ano

③ Columnas anales

④ Pecten anal (zona blanca)

⑤ M. esfínter externo del ano

⑥ Porción subcutánea

⑦ Porción superficial

⑧ Porción profunda

⑨ Pliegue transverso medio del recto (clínicamente, pliegue de Kohlrausch)

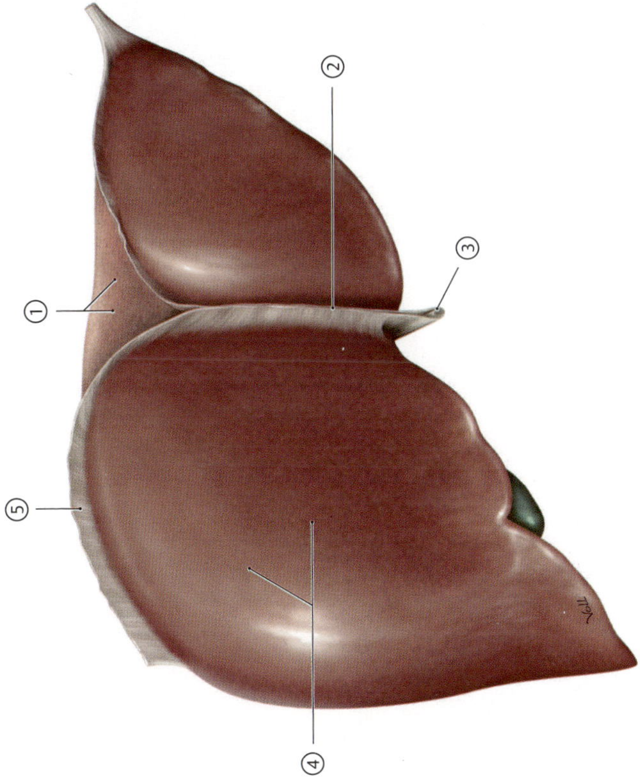

¿Qué es el área desnuda del hígado?

Vista ventral

① Área desnuda, cara diafragmática

② Lig. falciforme

③ Lig. redondo (contiene la vena umbilical obliterada)

④ Lóbulo derecho del hígado, cara diafragmática

⑤ Lig. coronario

! El área desnuda, situada sobre las superficies superior y posterior del hígado, carece de peritoneo y está en contacto directo con la superficie inferior del diafragma. Está delimitada por los pliegues peritoneales conocidos como ligamentos coronario y triangulares derecho e izquierdo.

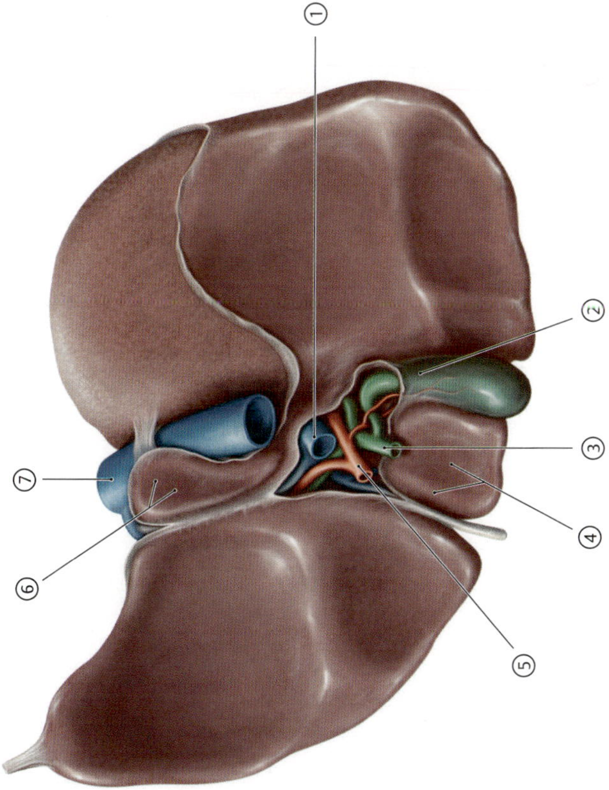
①
②
③
④
⑤
⑥
⑦

Superficies del hígado II

Vista caudal

① V. porta hepática

② Vesícula biliar

③ Conducto colédoco

④ Lóbulo cuadrado

⑤ A. hepática propia

⑥ Lóbulo caudado

⑦ V. cava inferior

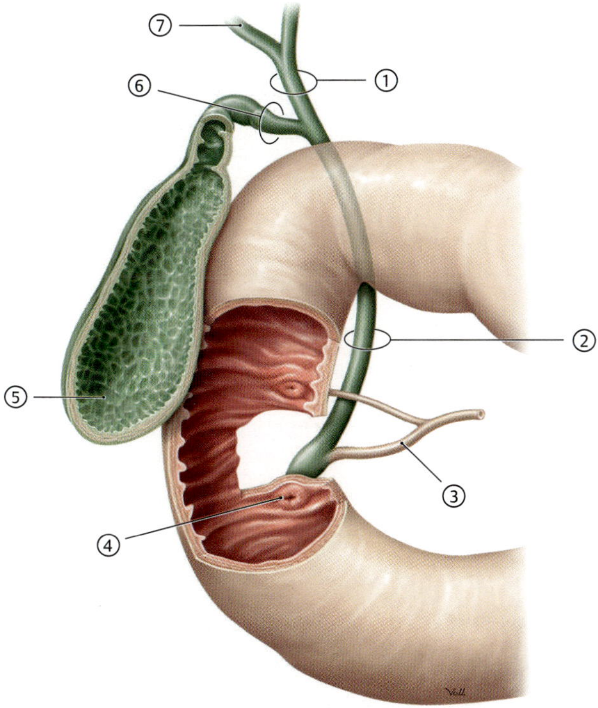

⑦
①
⑥
②
⑤
③
④
Voll

Vista ventral

① Conducto hepático común

② Conducto colédoco

③ Conducto pancreático

④ Papila duodenal mayor (de Vater)

⑤ Fondo

⑥ Conducto cístico

⑦ Conducto hepático derecho

Cuando la bilis se almacena y concentra en la vesícula biliar, ciertas sustancias, como el colesterol, pueden cristalizar, resultando en la formación de cálculos biliares. La migración de estos cálculos hacia el conducto colédoco causa dolor intenso (cólico). Los cálculos biliares también pueden obstruir el conducto pancreático en las regiones papilares, ocasionado una pancreatitis aguda que incluso puede amenazar la vida.

Vesícula biliar y vías biliares *in situ*

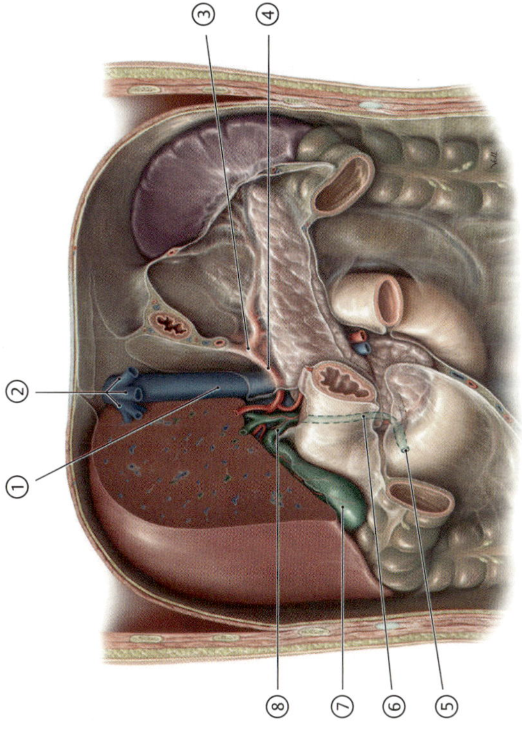

¿Qué estructuras se sitúan en el lig. hepatoduodenal?

Vista ventral

① V. cava inferior

② Vv. hepáticas

③ Tronco celíaco

④ A. hepática común

⑤ Ampolla hepatopancreática (abriéndose en la papila duodenal mayor)

⑥ Conducto colédoco

⑦ Vesícula biliar

⑧ Conducto cístico

! El conducto colédoco, la A. hepática propia y la V. porta hepática atraviesan el Lig. hepatoduodenal.

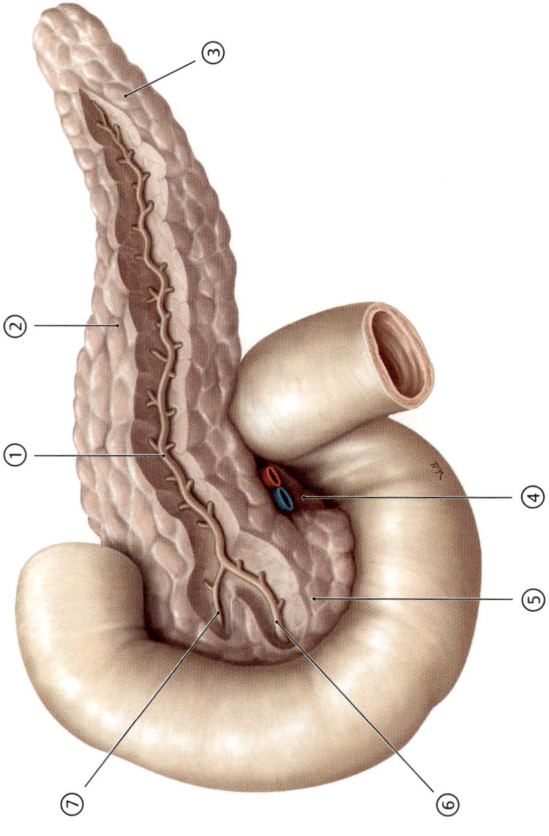

③
②
①
④
⑤
⑦
⑥

Visión ventral

① Conducto pancreático

② Cuerpo del páncreas

③ Cola del páncreas

④ Proceso unciforme del páncreas

⑤ Cabeza del páncreas

⑥ Conducto pancreático

⑦ Conducto pancreático accesorio

El conducto pancreático deriva de los conductos de las yemas pancreáticas embrionarias ventral y dorsal. La porción proximal del conducto principal deriva de la yema pancreática ventral y se abre al duodeno en la papila duodenal mayor. El pequeño segmento remanente de la yema pancreática dorsal, conocido como conducto pancreático accesorio, se abre al duodeno justo proximal a la papila duodenal mayor. Son frecuentes las variaciones anatómicas.

Riñón y uréter *in situ*

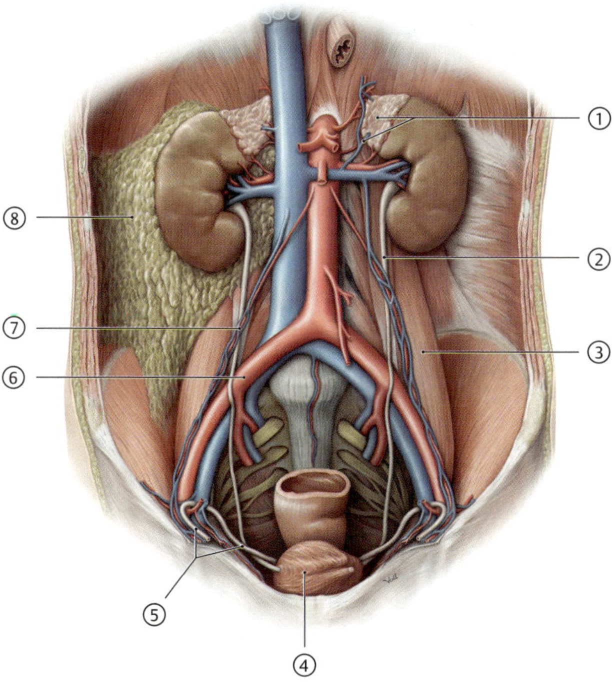

¿Cuáles son las zonas más comunes de constricción de los uréteres?

Abdomen masculino. Vista ventral

① Glándula y V. suprarrenal izquierda

② Uréter (porción abdominal)

③ M. psoas mayor

④ Vejiga urinaria

⑤ Conducto deferente derecho

⑥ A. ilíaca común derecha

⑦ A. y V. testiculares/ováricas derechas

⑧ Cápsula adiposa renal

! La constricción de los uréteres se produce con más frecuencia en uno de estos tres sitios: cuando la pelvis renal se estrecha para convertirse en uréter (unión ureteropélvica), cuando el uréter cruza el borde pélvico en el extremo distal de los vasos ilíacos comunes y cuando entra a la vejiga.

Vejiga urinaria y uretra femenina

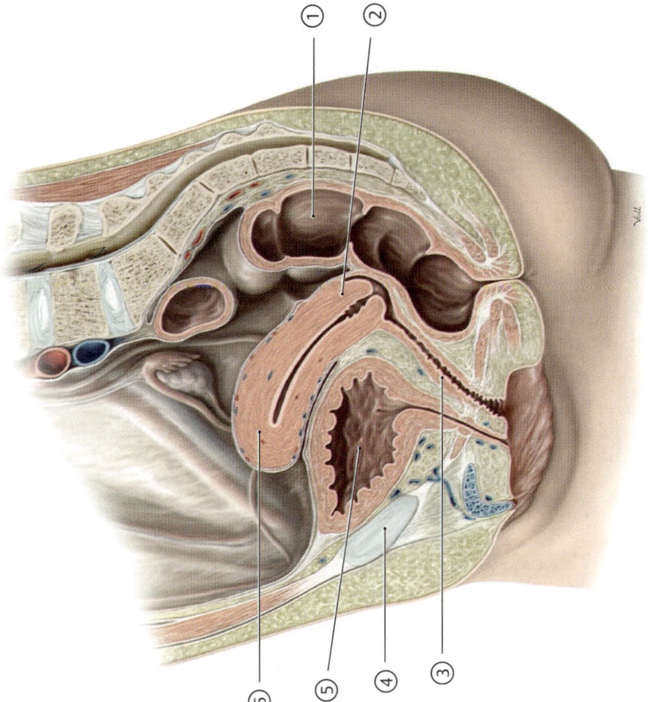

Sección sagital y media, Vista izquierda

① Recto

② Cuello del útero

③ Vagina

④ Sínfisis del pubis

⑤ Vejiga urinaria

⑥ Fondo del útero

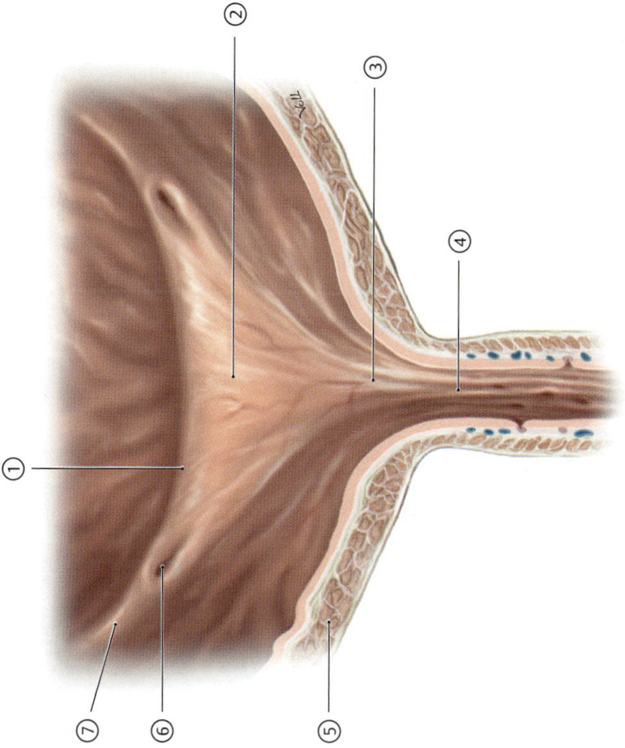

1
2
3
4
5
6
7

Sección frontal. Vista ventral

① Pliegue interureteral

② Triángulo vesical

③ Cuello de la vejiga urinaria

④ Uretra

⑤ Capa muscular (= M. detrusor de la vejiga)

⑥ Orificio ureteral

⑦ Uréter derecho, porción intramural

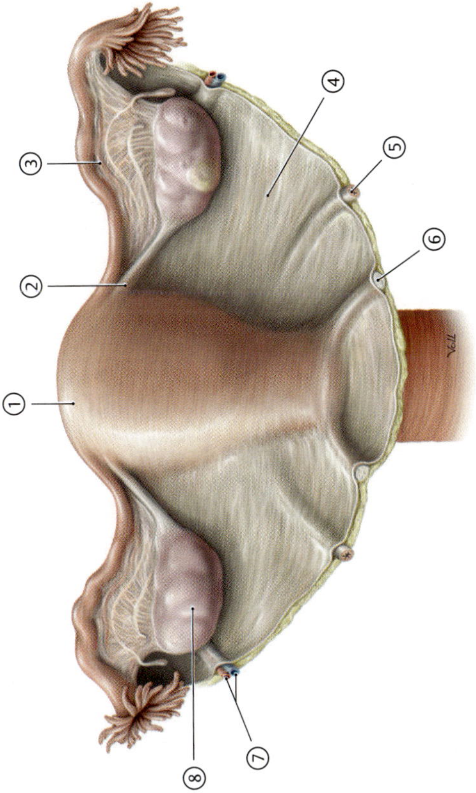

1
2
3
4
5
6
7
8

Útero y trompa uterina I

Visión dorsal-craneal

① Fondo del útero

② Lig. propio del ovario

③ Mesosálpinx, A. y V. uterinas, Rr. tubáricas

④ Mesometrio

⑤ Uréter derecho

⑥ Lig. rectouterino, pliegue rectouterino

⑦ A. y V. ováricas, Lig. suspensorio del ovario

⑧ Ovario izquierdo

Después de la fertilización, el zigoto se implanta usualmente en la pared de la cavidad uterina. Sin embargo, podría implantarse en otros sitios (por ej., en las trompas uterinas e incluso en la cavidad peritoneal). Los embarazos tubáricos, el tipo más común de embarazo ectópico, corre el riesgo de una rotura de la pared de la trompa y potencialmente la vida por una hemorragia en la cavidad peritoneal. Los embarazos tubáricos se producen por la adhesión a la mucosa tubárica, principalmente debido a una inflamación.

Útero y trompa uterina II

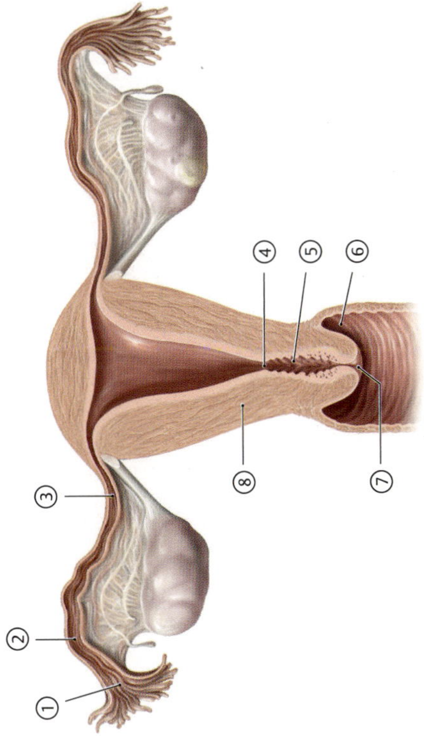

¿En qué parte del tracto genital femenino tiene lugar normalmente la fertilización?

Sección frontal. Vista dorsal, útero enderezado

① Infundíbulo de la trompa uterina

② Ampolla de la trompa uterina

③ Istmo de la trompa uterina

④ Orificio anatómico interno del útero

⑤ Canal cervical del útero

⑥ Fórnix de la vagina, porción lateral

⑦ Orificio del útero

⑧ Miometrio

! La unión del óvulo y el espermatozoide se produce normalmente en el infundíbulo o ampolla de la trompa uterina.

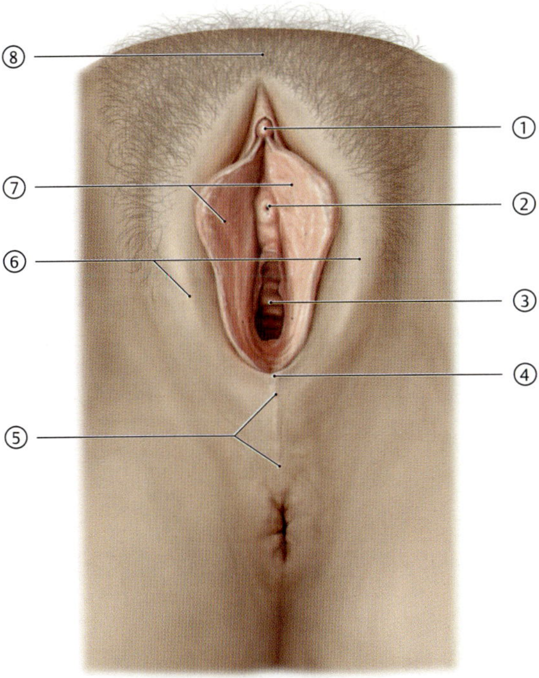
⑧
①
⑦
②
⑥
③
④
⑤

Posición de litotomía

① Clítoris

② Orificio externo de la uretra

③ Vestíbulo

④ Comisura labial posterior

⑤ Rafe perineal

⑥ Labios mayores

⑦ Labios menores

⑧ Monte del pubis

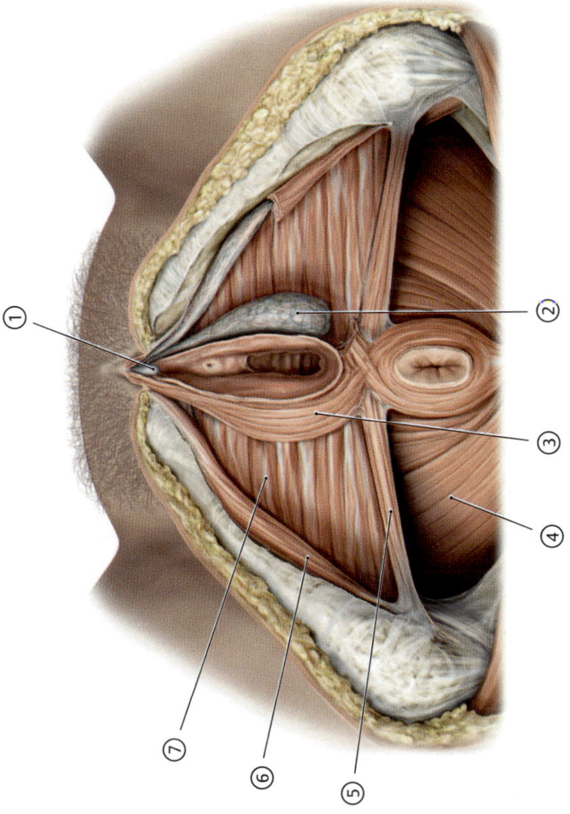

1
2
3
4
5
6
7

Posición de litotomía

① Glande del clítoris

② Bulbo del vestíbulo

③ M. bulboesponjoso

④ M. elevador del ano

⑤ M. transverso superficial del periné

⑥ M. isquiocavernoso

⑦ M. transverso profundo del periné

La episiotomía es un procedimiento obstétrico común utilizado para agrandar el canal del parto durante la fase expulsiva del parto. Este procedimiento es usado, generalmente, para acelerar la liberación del niño en riesgo de hipoxia durante la fase expulsiva. Alternativamente, si la piel perineal se vuelve blanca (indicando una disminución del flujo sanguíneo), hay peligro inminente de laceración perineal y se realiza a menudo una episiotomía. Las incisiones laterales ganan más espacio, pero son más difíciles de reparar.

Vasos y nervios del periné femenino

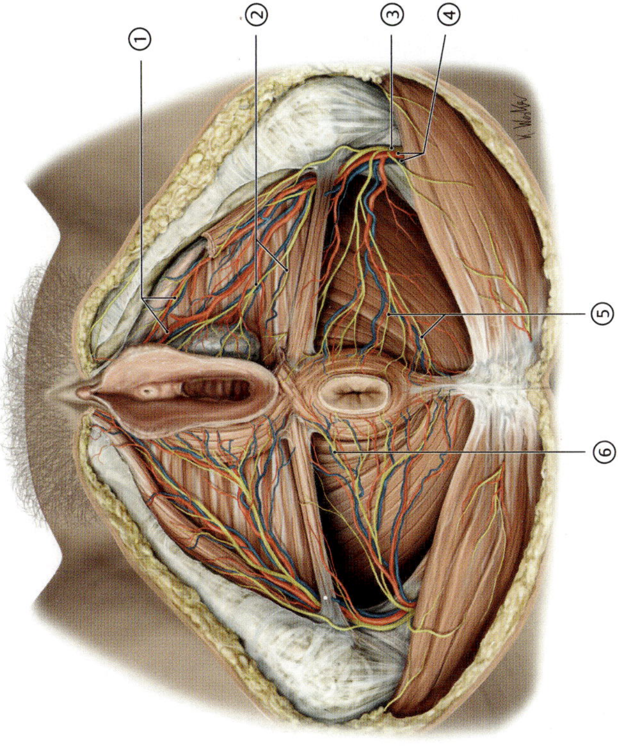

¿Cuál es el origen y curso del nervio pudendo?

Posición de litotomía

① A. y N. dorsales del clítoris

② Rr. labiales posteriores (N. pudendo)

③ N. pudendo

④ A. y V. pudendas internas

⑤ Nn. rectales inferiores

⑥ Nn. perineales

! El N. pudendo se origina de los Rr. ventrales de S2–S4, como un ramo del plexo sacro. Sale de la pelvis por el foramen ciático mayor, rodea el lig. sacroespinoso y entra en el periné por el foramen ciático menor. Sus ramos se distribuyen a las estructuras de los triángulos anal y urogenital.

Sección transversal del pene

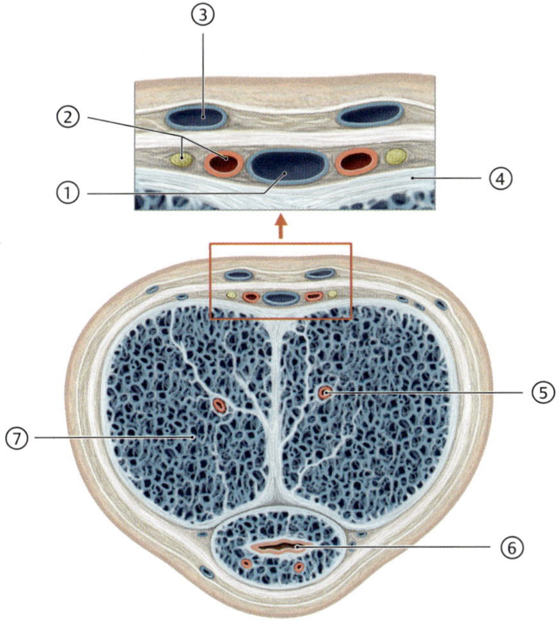

Sección transversal del pene

Corte a través del eje del pene

① V. dorsal profunda del pene

② A. y N. dorsales del pene

③ V. dorsal superficial del pene

④ Túnica albugínea del cuerpo cavernoso

⑤ A. profunda del pene

⑥ Uretra, porción esponjosa

⑦ Cuerpo cavernoso del pene

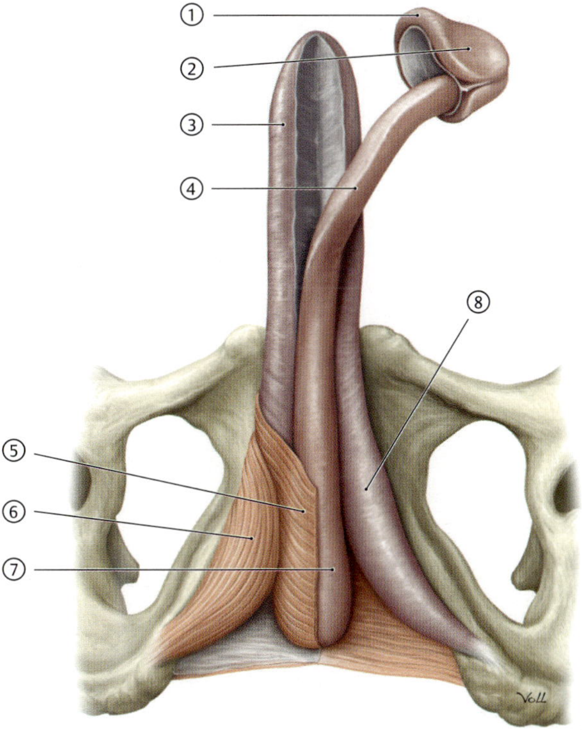
①
②
③
④
⑤
⑥
⑦
⑧
Voll

Vista caudal

① Corona del glande

② Glande del pene

③ Cuerpo cavernoso del pene

④ Cuerpo esponjoso del pene

⑤ M. bulboesponjoso

⑥ M. isquiocavernoso

⑦ Bulbo del pene

⑧ Pilar del pene

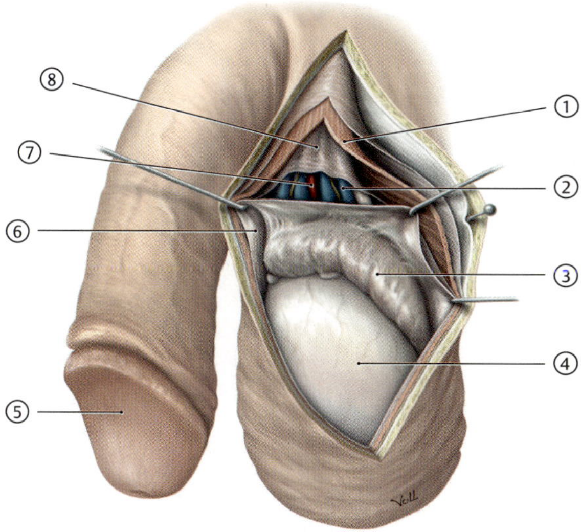

¿Qué es el epidídimo?

Vista izquierda

① M. cremáster, Fascia cremastérica

② Plexo pampiniforme (Vv. testiculares)

③ Cuerpo del epidídimo

④ Testículo, Túnica vaginal (lámina visceral)

⑤ Glande del pene

⑥ Túnica vaginal del testículo, lámina parietal

⑦ A. testicular

⑧ Fascia espermática interna

! El epidídimo es un tubo altamente enrollado que recibe y almacena el esperma en desarrollo desde los testículos. Su cola da lugar al conducto deferente.

Cubiertas del testículo

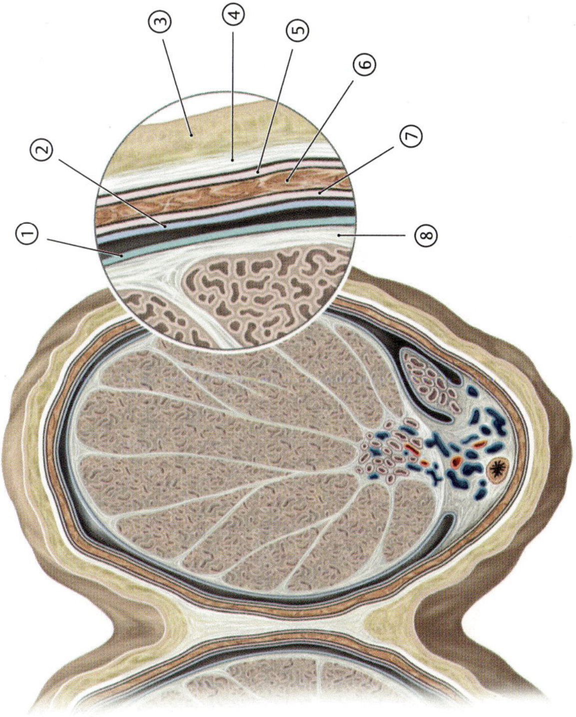

¿Qué capa de la pared abdominal no contribuye a formar las cubiertas del cordón espermático o testículos?

Cubiertas del testículo

Sección horizontal. Vista craneal

① Túnica vaginal del testículo, lámina visceral

② Túnica vaginal del testículo, lámina parietal

③ Piel del escroto

④ Fascia espermática externa

⑤ Fascia cremastérica

⑥ M. cremáster

⑦ Fascia espermática interna

⑧ Túnica albugínea

! El M. oblicuo externo del abdomen no contribuye a las cubiertas del cordón espermático o testículos.

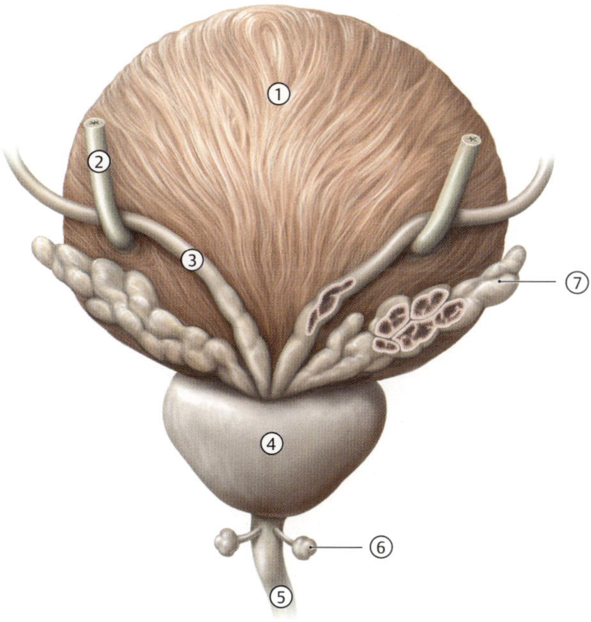
①
②
③
④
⑤
⑥
⑦

Vista dorsal

① Vejiga urinaria

② Uréter, porción pélvica

③ Conducto deferente

④ Próstata

⑤ Uretra masculina

⑥ Glándula bulbouretral

⑦ Glándula vesiculosa

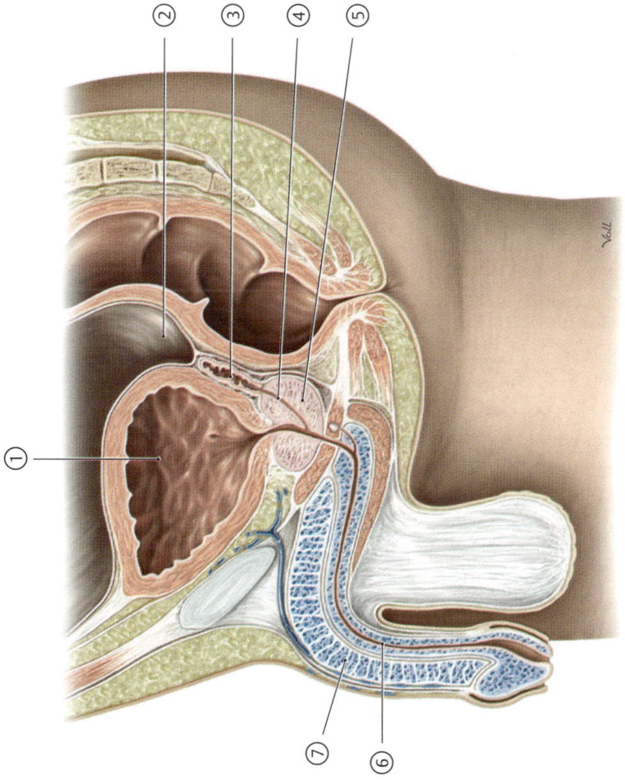

①
②
③
④
⑤
⑥
⑦

Próstata *in situ*

Sección sagital. Vistal izquierda

① Vejiga urinaria, cuerpo de la vejiga

② Fondo de saco rectovesical

③ Glándula vesiculosa

④ Conducto eyaculador

⑤ Próstata

⑥ Uretra masculina, porción esponjosa

⑦ Cuerpo cavernoso del pene

El carcinoma prostático es uno de los tumores malignos más comunes en los hombres de edad adulta avanzada, a menudo creciendo subcapsularmente en la zona periférica de la próstata. A diferencia de la hiperplasia benigna prostática, que se inicia en la porción central de la glándula, el carcinoma prostático no produce obstrucción del flujo urinario en los primeros estadios. Situado en la zona periférica, el tumor es palpable como una masa sólida en la pared anterior del recto durante el examen rectal.

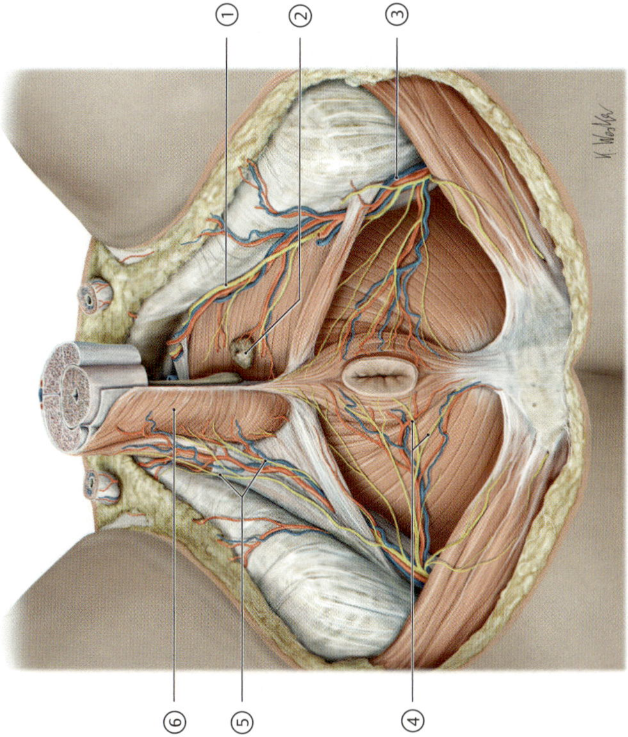
①
②
③
④
⑤
⑥

Posición de litotomía

① N. dorsal del pene

② Glándula bulbouretral

③ A. y V. pudendas internas

④ Nn. rectales inferiores

⑤ Nn. escrotales posteriores

⑥ M. bulboesponjoso

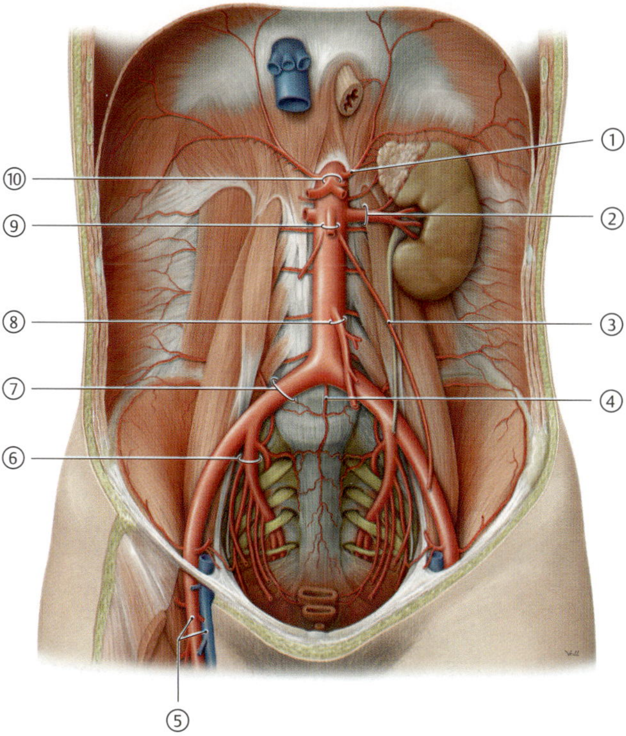
①
②
③
④
⑤
⑥
⑦
⑧
⑨
⑩

Abdomen femenino. Vista ventral

① A. frénica inferior izquierda

② A. renal izquierda

③ A. ovárica izquierda (A. testicular en hombres)

④ A. sacra media

⑤ A. y V. femorales

⑥ A. ilíaca interna derecha

⑦ A. ilíaca común derecha

⑧ A. mesentérica inferior

⑨ A. mesentérica superior

⑩ Tronco celíaco

La aorta abdominal es la continuación distal de la aorta torácica. Entra en el abdomen a nivel de la 12ª vértebra torácica y se bifurca (bifurcación aórtica) en las Aa. ilíacas comunes a nivel de la 4ª vértebra lumbar.

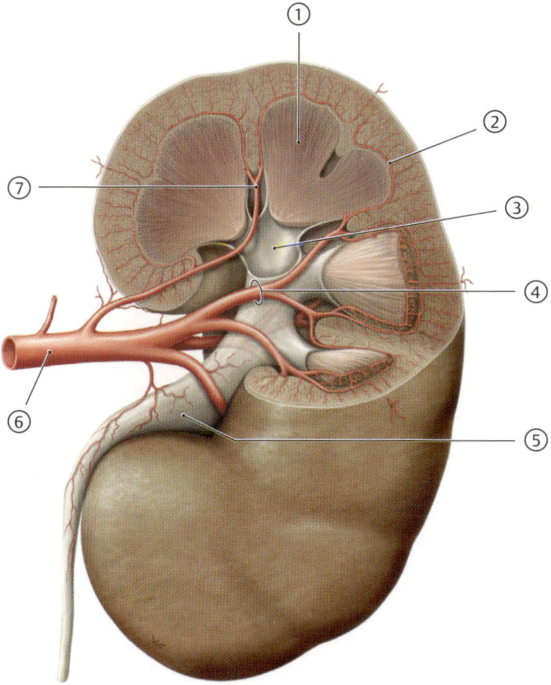
①
②
⑦
③
④
⑥
⑤

Riñón izquierdo. Vista ventral

① Pirámide renal (pirámide medular)

② A. arqueada (en la base de la pirámide medular)

③ Cáliz renal mayor

④ A. segmentaria superior anterior

⑤ Uréter izquierdo (se origina de la pelvis renal)

⑥ A. renal izquierda (tronco principal)

⑦ A. interlobar (entre las pirámides medulares)

El riñón es un importante sensor y regulador de la presión sanguínea. La estenosis de la A. renal reduce el flujo a los riñones y estimula el incremento de producción de renina, una hormona que rompe el angiotensinógeno para formar angiotensina I. Una ruptura posterior formará angiotensina II, que induce a la vasoconstricción e incrementa la presión sanguínea. La hipertensión renal debería ser excluida (o confirmada) cuando hay un diagnóstico de hipertensión.

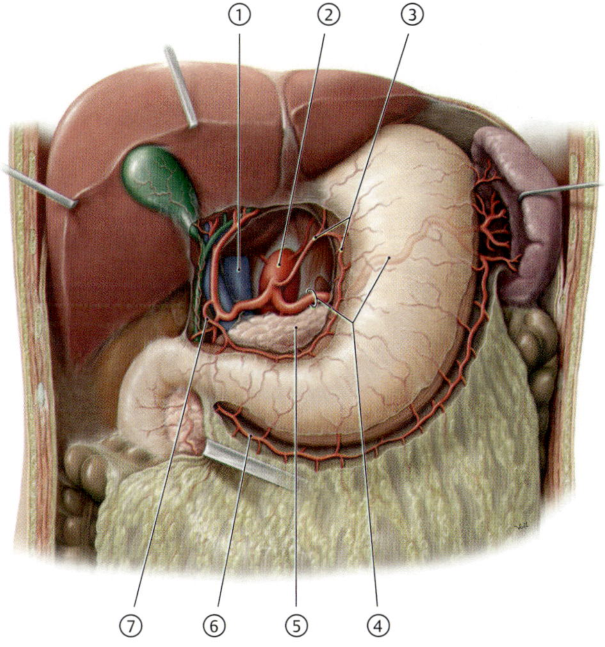

El tronco celíaco es el suministro sanguíneo del intestino anterior. ¿Qué estructuras incluye?

Vista ventral

① V. cava inferior

② Aorta abdominal

③ A. gástrica izquierda

④ A. esplénica

⑤ Páncreas

⑥ A. gastroomental derecha

⑦ A. gástrica derecha

! El tronco celíaco se origina de la aorta a nivel de la 12ª vértebra torácica e irriga estructuras del intestino anterior. Éste incluye la mitad distal del esófago, el estómago, la mitad proximal del duodeno, el hígado, la vesícula biliar y la porción superior del páncreas. El bazo, que no pertenece al intestino anterior, también está vascularizado por el tronco celíaco.

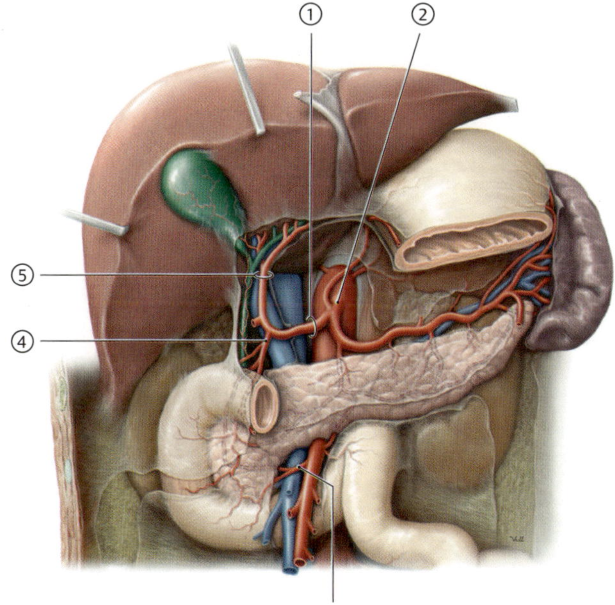

¿De qué arterias se origina la «arcada del páncreas»?

Vista ventral

① A. hepática común

② Tronco celíaco

③ A. pancreaticoduodenal inferior

④ A. gastroduodenal

⑤ A. hepática propia

! La «arcada pancreática» es una anastomosis importante entre el tronco celíaco y la A. mesentérica superior.
La A. pancreaticoduodenal superior surge de la A. gastroduodenal, la A. pancreaticoduodenal inferior de la A. mesentérica superior. Luego, ambas se dividen en ramas ventrales y dorsales, que se anastomosan en la cabeza del páncreas.

Arteria mesentérica superior

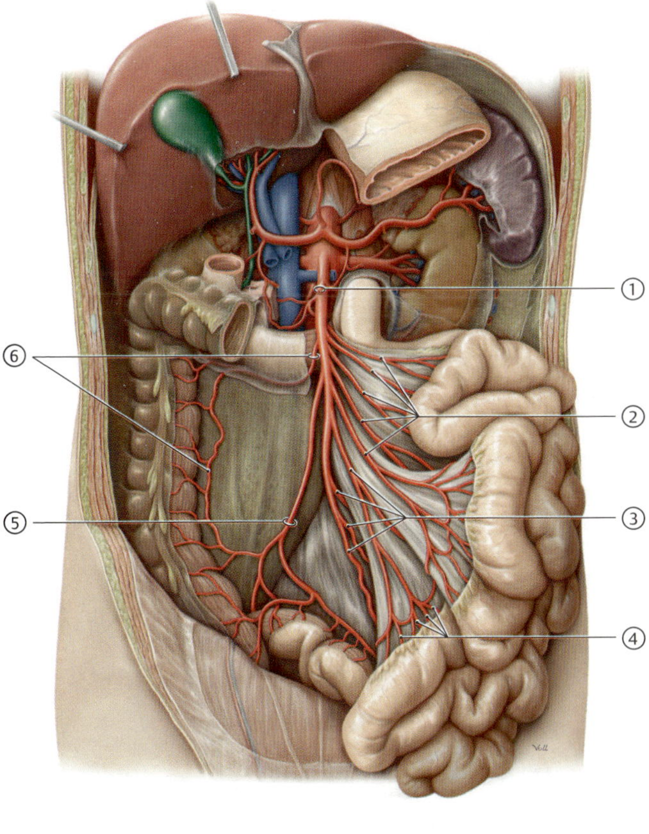

Arteria mesentérica superior

Vista ventral

① A. cólica media

② Aa. yeyunales

③ Aa. ileales

④ Vasos rectos

⑤ A. ileocólica

⑥ A. cólica derecha

La A. mesentérica superior irriga el intestino medio, que incluye las porciones inferior y ascendente del duodeno (incluidas las partes inferiores del páncreas), el yeyuno y el íleon, el ciego con el apéndice vermiforme y el colon hasta el ángulo colónico izquierdo. Su R. marginal conecta las Rr. colicas y forma una anastomosis con las ramas de la A. mesentérica inferior.

Arteria mesentérica inferior

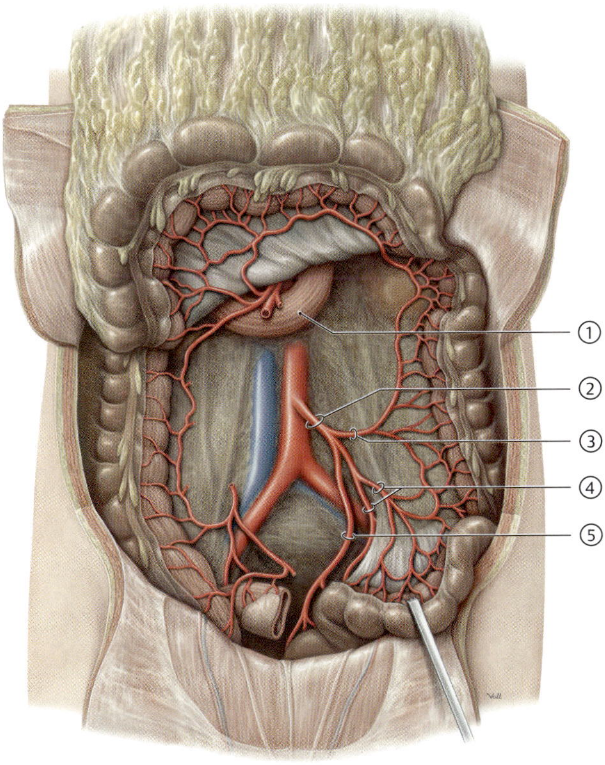

Vista ventral

① Duodeno

② A. mesentérica inferior

③ A. cólica izquierda

④ Aa. sigmoideas

⑤ A. rectal superior

La A. mesentérica inferior irriga la flexura cólica izquierda, el colon descendente y el colon sigmoideo, así como gran parte del recto. Se anastomosa mediante la R. marginal con A. mesentérica superior y a través de la A. rectal superior con las Aa. rectales en la pelvis.

Afluentes a la vena cava inferior

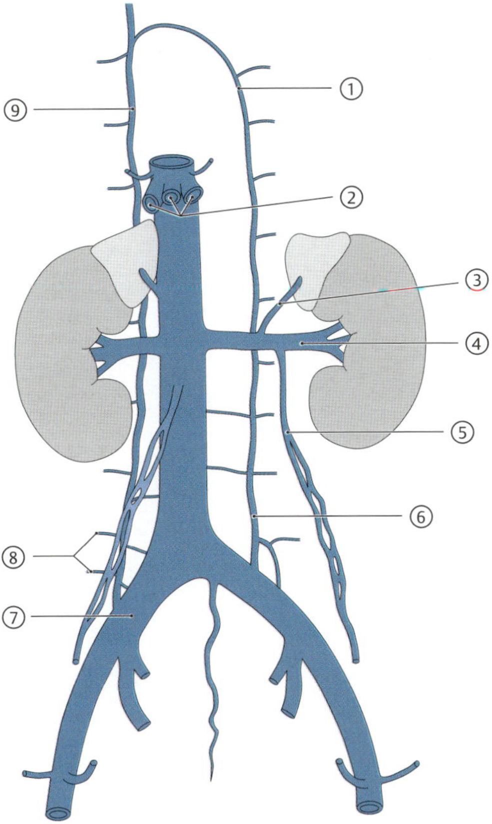

Afluentes a la vena cava inferior

① V. hemiácigos

② Vv. hepáticas (3)

③ V. suprarrenal izquierda (la vena derecha es una entrada directa)

④ V. renal (par)

⑤ V. testicular/ovárica izquierda (la vena derecha es una entrada directa)

⑥ V. lumbar ascendente (par)

⑦ V. ilíaca común (par)

⑧ Vv. lumbares

⑨ V. ácigos

Arterias y venas renales

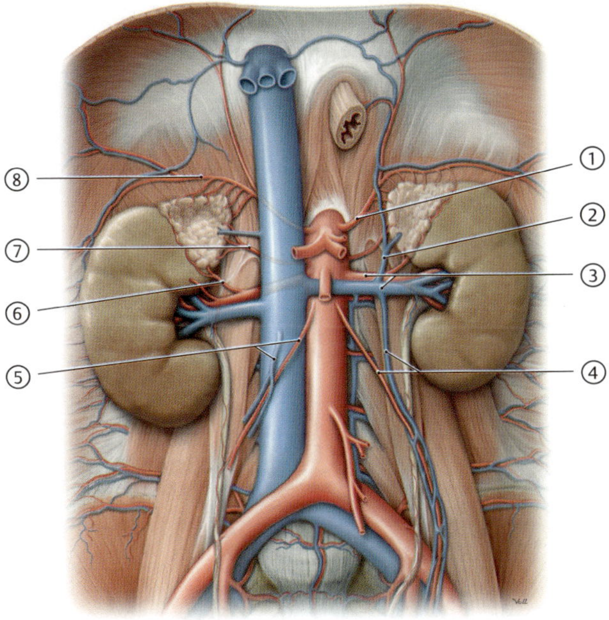

Compare las venas tributarias de las venas renales izquierda y derecha.

Vista ventral

① A. frénica inferior izquierda

② V. suprarrenal izquierda

③ A. y V. renales izquierdas

④ A. y V. ováricas/testiculares izquierdas

⑤ A. y V. ováricas/testiculares derechas

⑥ A. suprarrenal inferior derecha

⑦ A. suprarrenal media derecha

⑧ A. suprarrenal superior derecha

! La V. renal izquierda recibe la V. suprarrenal izquierda y la V. testicular/ovárica. En el lado derecho, estos vasos drenan directamente a la V. cava. Ambas Vv. renales reciben pequeñas tributarias desde los uréteres.

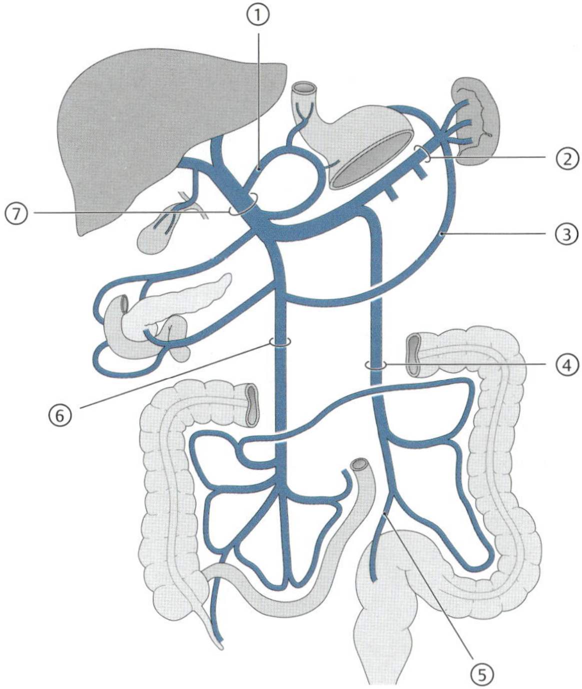

①
②
③
④
⑤
⑥
⑦

Afluentes a la vena porta hepática

① V. gástrica izquierda, Vv. esofágicas

② V. esplénica

③ V. gastroomental izquierda

④ V. mesentérica inferior

⑤ V. rectal superior

⑥ V. mesentérica superior

⑦ V. porta hepática

Tumores en la región drenada por la V. rectal superior pueden extenderse a través de la V. porta hepática hacia el lecho capilar del hígado (metástasis hepáticas). Tumores drenados por las Vv. rectales media o inferior pueden metastatizar al lecho capilar de los pulmones (metástasis pulmonar) a través de la V. cava inferior y el corazón derecho.

Vena porta hepática *in situ*

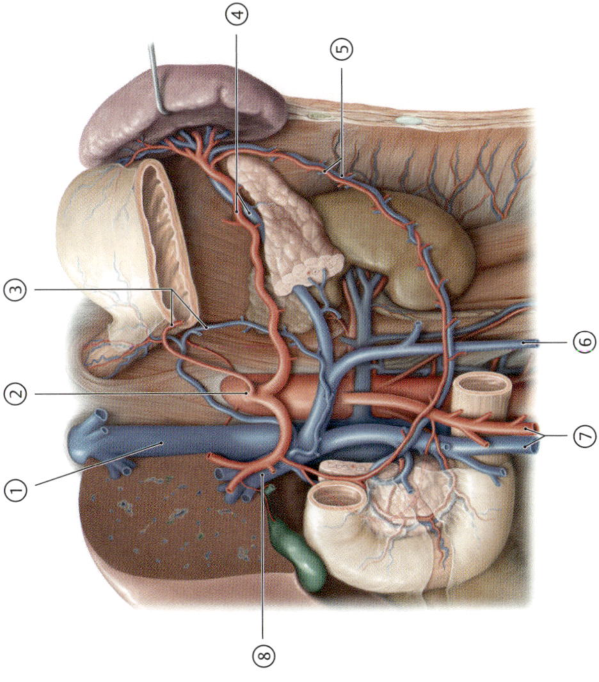

? ¿Qué órganos del abdomen son drenados por el sistema venoso portal?

Vena porta hepática *in situ*

Vista anterior

① V. cava inferior

② Tronco celíaco

③ A. y V. gástricas izquierdas

④ A. y V. esplénicas

⑤ A. y V. gastroomentales izquierdas

⑥ V. mesentérica inferior

⑦ A. y V. mesentéricas superiores

⑧ V. porta hepática

! El sistema venoso portal drena el tracto gastrointestinal desde la parte inferior del esófago hasta la parte superior del recto. También drena la vesícula biliar, el páncreas y el bazo.

Vasos sanguíneos de la pelvis femenina

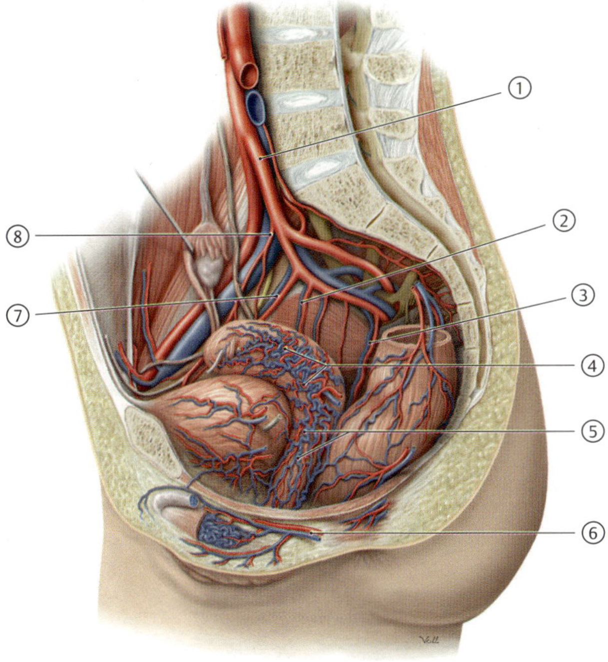

¿Por qué durante la cirugía pueden ser cortadas las arterias ilíacas internas sin miedo de devascularización?

Hemipelvis derecha. Vista izquierda

① A. ilíaca interna derecha

② A. y V. uterinas derechas

③ A. y V. rectales medias derechas

④ Plexo venoso uterino

⑤ Plexo venoso vaginal

⑥ A. y V. pudendas internas izquierdas

⑦ A. y V. obturatrices derechas

⑧ A. umbilical derecha

! Existen extensas anastomosis entre ramas ipsilaterales y contralaterales de la A. ilíaca interna. También hay vías colaterales entre las Aa. ilíacas interna y externa, femoral, mesentérica inferior y ováricas.

Vasos sanguíneos del recto

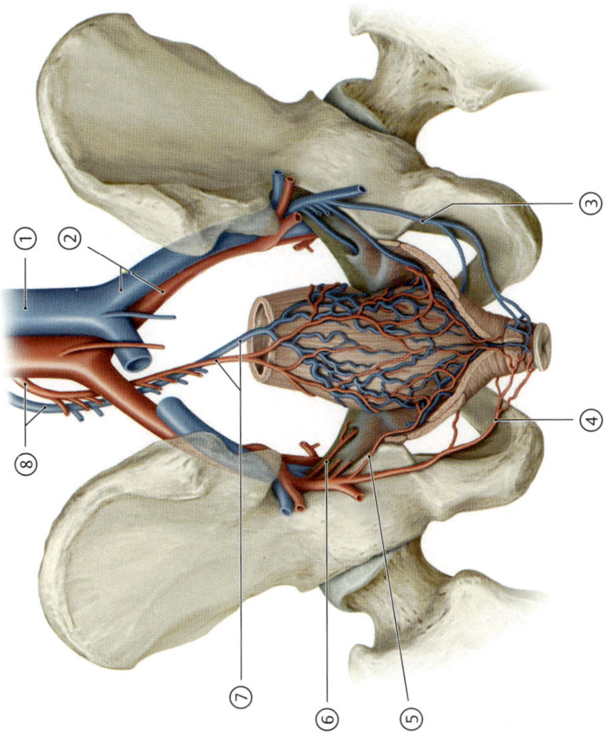

Vista dorsal

① V. cava inferior

② A. y V. ilíacas comunes derechas

③ V. pudenda interna derecha

④ A. rectal inferior izquierda

⑤ A. rectal media izquierda

⑥ A. obturatriz izquierda

⑦ A. y V. rectales superiores

⑧ A. y V. mesentéricas inferiores

La principal irrigación sanguínea del recto viene de las Aa. rectales superiores; las Aa. rectales medias sirven como una anastomosis entre las Aa. rectales superiores e inferiores.

Vasos sanguíneos de los genitales masculinos

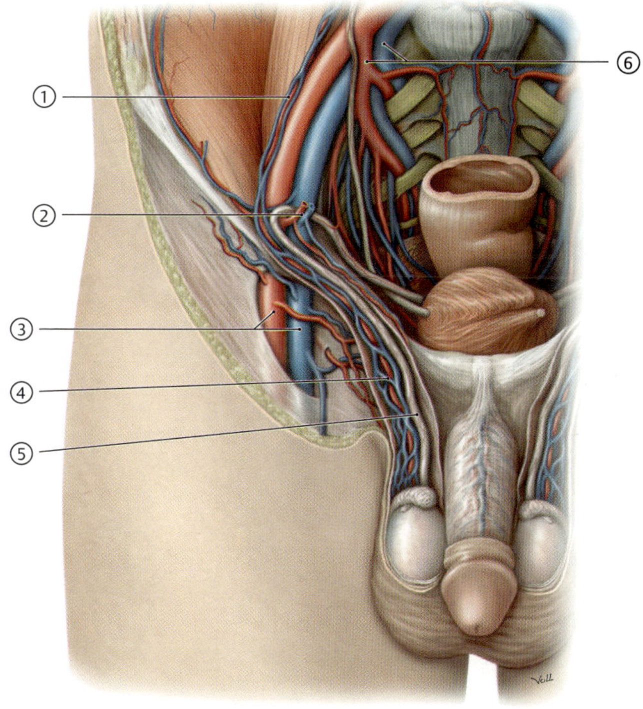

Vasos sanguíneos de los genitales masculinos

Vista vental

① A. y V. testiculares

② A. y V. epigástricas inferiores

③ A. y V. femorales

④ Plexo pampiniforme (Vv. testiculares)

⑤ Conducto deferente derecho

⑥ A. y V. ilíacas internas

Ganglios linfáticos parietales

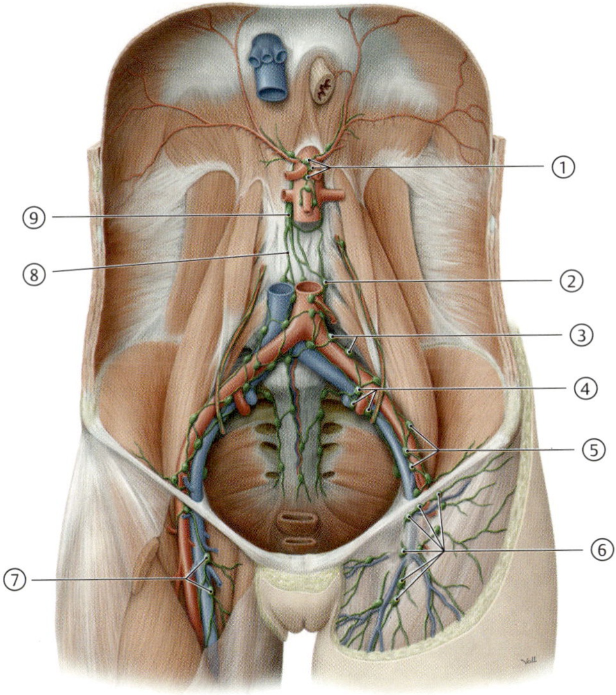

Describe brevemente el drenaje linfático del intestino

Vista ventral

① Ganglios linfáticos celíacos

② Ganglios linfáticos aórticos laterales izquierdos

③ Ganglios linfáticos ilíacos comunes

④ Ganglios linfáticos ilíacos internos

⑤ Ganglios linfáticos ilíacos externos

⑥ Ganglios linfáticos inguinales superficiales (ganglios linfáticos superomediales y superolaterales, ganglios linfáticos inferiores)

⑦ Ganglios linfáticos inguinales profundos

⑧ Tronco lumbar derecho

⑨ Cisterna del quilo

! Los linfáticos del intestino siguen el curso de las arterias y, eventualmente, pasan a los ganglios preaórticos que rodean el tronco celíaco y las Aa. mesentéricas superior e inferior. Finalmente, drenan a la cisterna del quilo que formará el conducto torácico.

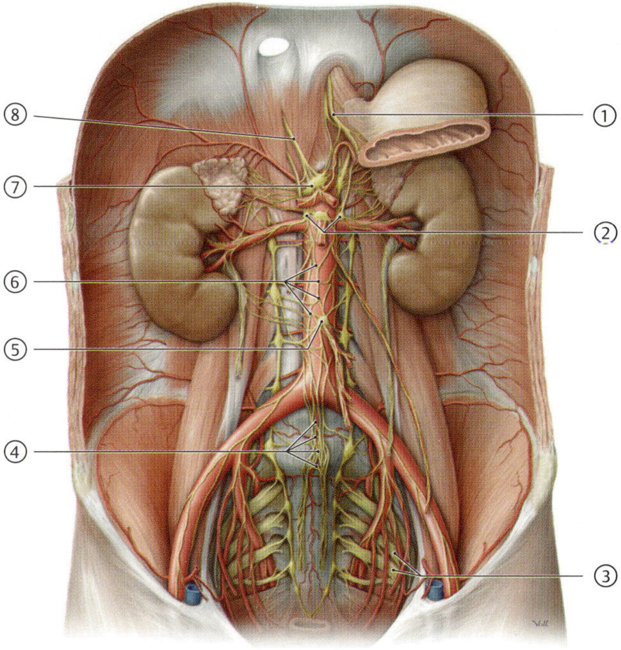

①
②
③
④
⑤
⑥
⑦
⑧

Abdomen masculino. Vista ventral

① Tronco vagal anterior

② Ganglios aorticorrenales

③ Plexo sacro

④ Plexo hipogástrico superior

⑤ Ganglio mesentérico inferior

⑥ Plexo intermesentérico

⑦ Ganglios celíacos

⑧ N. esplácnico mayor derecho

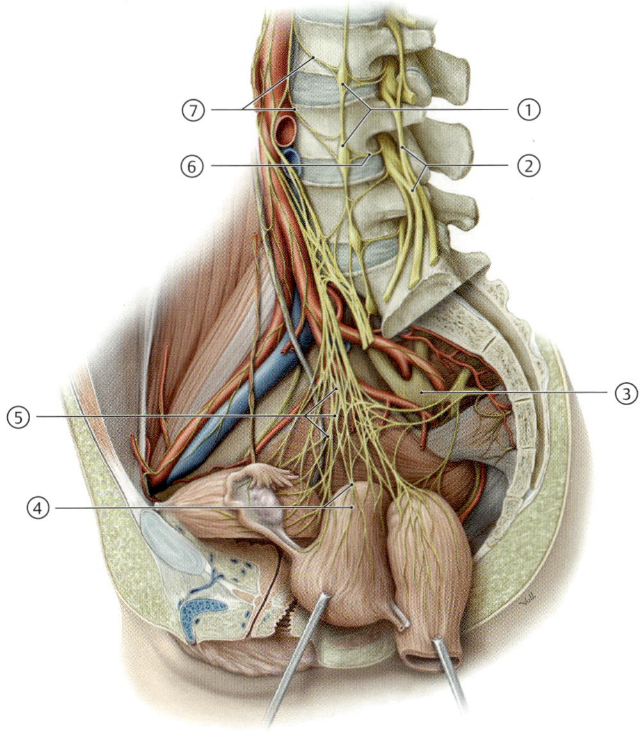

⑦
①
⑥
②
③
⑤
④

Inervación de la pelvis femenina

Pelvis derecha. Vista izquierda

① Tronco simpático, ganglios lumbares

② Nn. lumbares, Rr. anteriores

③ Plexo sacro

④ Plexo uterovaginal

⑤ Plexo hipogástrico inferior derecho

⑥ R. comunicante gris

⑦ N. esplácnico lumbar

Inervación de la pelvis masculina

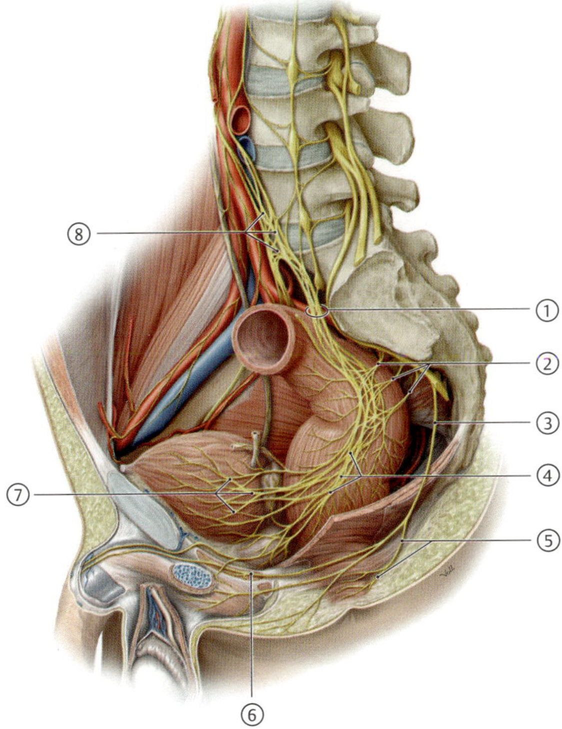

¿Cuál es el origen de la inervación parasimpática de las vísceras pélvicas?

Pelvis derecha. Vista izquierda

① N. hipogástrico izquierdo

② Nn. esplácnicos pélvicos

③ N. pudendo

④ Plexo rectal inferior

⑤ Nn. rectales inferiores

⑥ N. dorsal del pene

⑦ Plexo vesical

⑧ Plexo hipogástrico superior

! Los Nn. esplácnicos pélvicos se forman de la porción sacra de la médula espinal, haciendo un corto recorrido con los nervios espinales sacros antes de unirse con los Nn. hipogástricos derecho e izquierdo para formar el plexo vegetativo (autónomo) para las vísceras pélvicas.

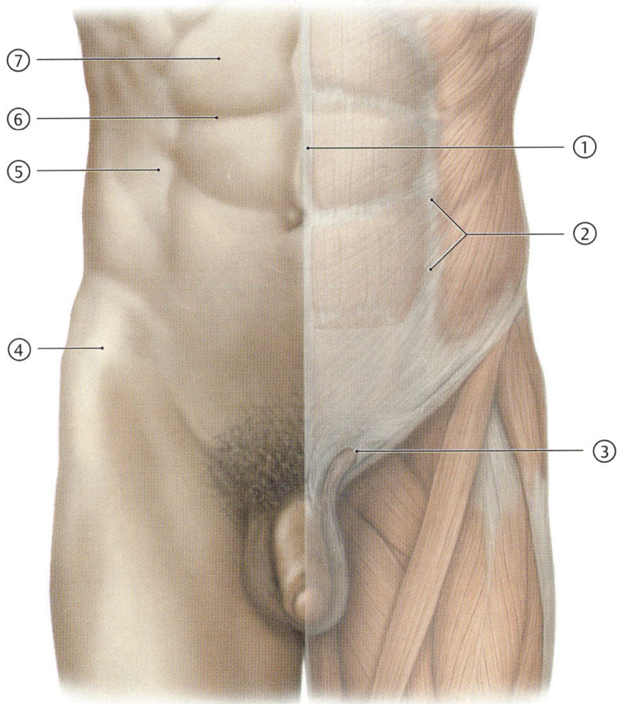
⑦
⑥
⑤
④
①
②
③

Vista ventral

① Línea alba

② Línea semilunar

③ Anillo inguinal superficial

④ Espina ilíaca anterior superior (EIAS)

⑤ M. oblicuo externo del abdomen

⑥ Instersecciones tendinosas

⑦ M. recto del abdomen